面向人民健康
提升健康素养

十万个 健康 为什么 丛书

U0230141

面向人民健康
提升健康素养

十万个健康为什么丛书

健康一生系列

美丽的健康密码

主编 陈翔

人民卫生出版社
·北京·

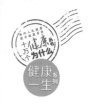

本书编委会

主　　编　陈　翔

副 主 编　崔　勇　周建大　陈爱军

编　　者　（按姓氏笔画排序）

王秀丽　同济大学附属皮肤病医院（上海市皮肤病医院）

王晓军　北京协和医院

苏文如　中山大学中山眼科中心

李　吉　中南大学湘雅医院

李青峰　上海交通大学医学院附属第九人民医院

肖　嵘　中南大学湘雅二医院

何　黎　昆明医科大学第一附属医院

陈　翔　中南大学

陈爱军　重庆医科大学附属第一医院

周建大　中南大学湘雅三医院

耿松梅　西安交通大学第二附属医院

陶　娟　华中科技大学同济医学院附属协和医院

崔　勇　中日友好医院

粟　娟　中南大学湘雅医院

程　飚　中国人民解放军南部战区总医院

曾素娟　广州医科大学附属口腔医院

雷文斌　中山大学附属第一医院

学术秘书　粟　娟

陈竺院士
说健康

总　序

　　人民健康是现代化最重要的指标之一，也是人民幸福生活的基础。党的二十大报告明确 2035 年建成健康中国。社会各界，尤其是全国医疗卫生工作者，要坚持以人民为中心的发展思想，把保障人民健康放在优先发展的战略位置，加快推进健康中国建设，全方位全周期保障人民健康，为实现"两个一百年"奋斗目标、实现中华民族伟大复兴的中国梦打下坚实健康基础，为共建人类卫生健康共同体作出应有的贡献。

　　为助力健康中国建设，提升人民健康素养，人民卫生出版社（以下简称"人卫社"）联合相关学（协）会、平台、媒体共同策划，整合各方优势、创新传播途径，打造高质量的纸数融合立体化传播健康知识普及出版物《十万个健康为什么丛书》（以下简称"丛书"）。丛书通过图书、新媒体、互联网平台等全媒体，努力为人民群众提供全生命周期的健康知识服务。在深入了解丛书的策划方案、组织管理和工作安排后，我欣然接受了邀请，担任丛书专家指导委员会主任委员，主要基于以下考虑：

　　建设健康中国，人人享有健康。党的十八大以来，以习近平同志为核心的党中央一直高度重视、持续推动健康中国建设。2016 年党中央、国务院印发的《"健康中国 2030"规划纲要》指出，推进健康中国建设，是全面建成小康社会、基本实现社会主义现代化的重要基础，是全面提升中华民族健康素质、实现人民健康与经济社会协调发展的国家战略。健康中国的主题是"共建共享、全民健康"，共建共享是基本路径，

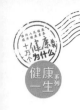

全民健康是根本目的。人人参与、人人尽力、人人享有，实现全民健康，这需要全社会共同努力。党的二十大对新时代新征程上推进健康中国建设作出新的战略部署，赋予了新的任务使命，提出"把保障人民健康放在优先发展的战略位置，完善人民健康促进政策"。丛书建设抓住了健康中国建设的核心要义。

提升健康素养，需要终身学习。 健康素养是人的一种能力：它能够帮助个人获取和理解基本的健康信息和服务，并能运用其作出正确的判断和决定，以维持并促进自己的健康。2008 年 1 月，卫生部发布《中国公民健康素养——基本知识与技能（试行）》，首次以政府文件的形式界定了居民健康素养，我很高兴签发了这份文件。此后，我持续关注该工作的进展和成效。经过多年的不懈努力，我国健康素养促进工作蓬勃发展，居民健康素养水平从 2009 年的 6.48% 上升至 2021 年的 25.4%，人民健康状况和基本医疗卫生服务的公平性、可及性持续改善，主要健康指标居于中高收入国家前列，为以中国式现代化全面推进中华民族伟大复兴奠定了坚实的健康基础。健康素养需要持续地学习和养成，丛书正是致力于此。

健康第一责任人，是我们自己。 2019 年 12 月，十三届全国人大常委会第十五次会议通过了《中华人民共和国基本医疗卫生与健康促进法》，该法第六十九条提出：公民是自己健康的第一责任人，树立和践行对自己健康负责的健康管理理念，主动学习健康知识，提高健康素养，加强健康管理。倡导家庭成员相互关爱，形成符合自身和家庭特点的健康生活方式。从国家法律到健康中国战略，都强调每个人是自己健康的第一责任人。只有人人都具备了良好的健康素养，成为自己健康的第一责任人，健康中国才有了最坚实的基础。丛书始终秉持了这一理念，能够切实帮助读者承担起自己的健康责任。

接受丛书编著邀请后，我多次听取了丛书工作委员会和人卫社的汇报，提出了一些建议，并录制了"院士说健康"视频。我很高兴能以此项工作为依托，为人民健康多做些有意义的工作。工作委员会和人卫社的同仁们一致认为，这件事做好了，对提高国民特别是青少年健康素养意义重大！

2022 年 11 月，在丛书启动会议上，我提出丛书建设要做到心系于民、科学严谨、质量第一、无私奉献等四点希望。2023 年 9 月，丛书第一个系列"健康一生系列"将正式出版！近一年来，丛书建设者们高度负责、团结协作，严谨、创新、务实地推进丛书建设，让我对丛书即将发挥的作用充满了信心，也对健康科普工作有了更多的思考。

一是健康科普工作需把社会责任放在首位。丛书为做好顶层设计，邀请一批院士担任专家指导委员会的成员。院士们的本职工作非常繁忙，但他们仍以极高的热情投入丛书建设中，指导把关、录制视频，担任健康代言人，身体力行地参与健康科普工作。全国广大医务工作者也要积极行动起来，把社会责任放在首位，践行习近平总书记提出的"科技创新、科学普及是实现创新发展的两翼"之工作要求，把健康科学普及放在与医药科技创新同等重要的位置，防治并重，守护人民健康。

二是健康科普工作应始终心系于民。健康科普需要找准人民群众普遍关心的健康问题，有针对性地开展工作，方能事半功倍。丛书第一个系列开展的健康问题征集活动，收集了两万余个来自大众的健康问题，说明人民群众的健康需求是旺盛的，对专家解答是企盼的。丛书组织专家对这些问题进行了认真的整理、分析和解答，并在正式出版前后组织群众试读活动，以不断改进工作，提升质量，满足人民健康需求，这些都是服务于民的重要体现。丛书更是积极尝试应用新技术新方法，为科

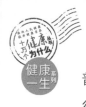

普传播模式创新赋能，强化场景化应用，努力探索克服健康科普"知易行难"这个最大的难题。

三是健康科普工作须坚持高质量原则。高质量发展是中国式现代化的本质要求之一。健康科普工作事关人民健康，须遵从"人民至上、生命至上"的理念，把质量放在最重要的位置，以人民群众喜闻乐见的方式，传递科学的、权威的、通俗易懂的健康知识，要在健康科普工作中塑造尊重科学、学习科学、践行科学之风，让"伪科学""健康谣言""假专家"无处遁形。丛书工作委员会、各编委会坚持了这一原则，将质量要求落实到每一个环节。

四是健康科普工作要注重创新。不同的时代，健康需求发生着变化，健康科普方式也应与时俱进，才能做到精准、有效。丛书建设模式创新也是耳目一新，比如立足不同的应用场景，面向未来健康需求的无限可能，设计了"1+N"的丛书系列开放体系，成熟一个系列就开发一个；充分发挥专业学（协）会和权威专家作用，对每个系列的分册构建进行充分研讨，提出要从健康科普"读者视角"着眼，构建具有中国特色的国民健康知识体系；精心设计各分册内容结构和具有中华民族特色的系列 IP 形象；针对人民接受健康知识的主要渠道从纸媒向互联网转移的特点，设计纸数融合图书、在线健康知识问答库结合，文字、图片、视频、动画等联动的全媒体传播模式，全方位、全媒体、全生命周期服务人民健康等。

五是健康科普工作需要高水平人才队伍。人才是所有事业的第一资源。丛书除自身的出版传播外，着眼于健康中国建设大局，建立编写团队组建、遴选与培养的系列流程，开展了编写过程和团队建设研究，组建来自全国，老、中、青结合的高水平编者团队，且每个分册都通过编写过程的管理努力提升作者的健康科普能力。这项工作非常有意义。希望未来，越来越多的卫生健康工作者能以高度的社会责任感、职业使命感，以无私奉献的精神参与到健康科普工作中，以更多更好的健康科普精品，服务人民健康。

衷心希望，通过驰而不息的建设，丛书能让健康中国、健康素养、健康第一责任人的理念深入人心，并转化为建设健康中国的重要动力，成为国民追求和促进健康的重要支撑。

衷心希望，能以大型健康科普精品丛书为依托，培养一支高水平的健康科普作者队伍，增强文化自信的建设力量，从而更好地为中华民族现代文明贡献健康力量。

衷心希望，读者朋友们积极行动起来，认真汲取《十万个健康为什么丛书》中的健康知识，把它们运用到自己的生活里，让自己更健康，也为健康中国建设作出每个公民的贡献！

中国红十字会会长
中国科学院院士
丛书专家指导委员会主任委员

2023 年 7 月

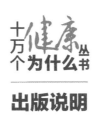

出版说明

健康是幸福生活最重要的指标，健康是 1，其他是后面的 0，没有 1，再多的 0 也没有意义。提升健康素养，是提高全民健康水平最根本、最经济、最有效的措施之一。党的二十大报告要求，加强国家科普能力建设，深化全民阅读活动。习近平总书记指出，科技创新、科学普及是实现创新发展的两翼，要把科学普及放在与科技创新同等重要的位置。在这一重要指示精神的指引下，人民卫生出版社（以下简称"人卫社"）努力探索让科学普及这"一翼"变得与科技创新同样强大，进而助力创新型国家建设。经过深入调研，团结广大医学科学家、健康传播专家、学（协）会、媒体、平台，共同策划出版《十万个健康为什么丛书》（以下简称"丛书"）。

为了帮助读者更好地了解和使用丛书，特将出版相关情况说明如下。

一、丛书建设目标

丛书努力实现五个建设目标，即：高质量出版健康科普精品，培养优秀的健康科普团队，创新数字赋能传播模式，打造知识共建共享平台，最终提升国民健康素养，服务健康中国行动落实和中华民族现代文明建设。

二、丛书体系构建

1. 丛书各系列分册设计遵从人民至上的理念，突出读者健康需求和

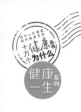

视角。各系列的分册设计经过多轮专家论证、读者健康需求调研，形成从读者需求入手进行分册设计的共识，更好地与读者形成共鸣，让读者愿意读、喜欢读，并能转化为自身健康生活方式和行为。

比如，丛书第一个系列"健康一生系列"，既不按医学学科分类，也不按人体系统分类，更不按病种分类，而是围绕每个人在日常生活中会遇到的健康相关问题和挑战分类。这个系列分别针对健康理念养成；到人生面临的生、老、病问题；再到每天一睁眼要面对的食、动、睡问题；最后到更高层次的养、乐、美问题设立 10 个分册，分别是《健康每一天》《健康始于孕育》《守护老年健康》《对疾病说不》《饮食的健康密码》《运动的健康密码》《睡眠的健康密码》《中医养生智慧》《快乐的健康密码》和《美丽的健康密码》。

2. 丛书努力构建从健康知识普及到健康行为指导的全生命周期全媒体的健康知识服务体系。依靠权威学（协）会和专家的反复多次研究论证，从读者的健康需求出发，丛书构建了"1+N"系列开放体系，即以"健康一生系列"为"1"；以不同人群、不同场景的不同健康需求或面临的挑战为"N"，成熟一个系列就开发一个系列。目前已初步策划了"主动健康系列""应急急救系列""就医问药系列"和"康养康复系列"等多个系列，将在"十四五"期间陆续启动和出版。

3. 丛书建设有力贯彻落实"两翼论"精神，推动健康科普高质量创新发展。丛书除自身的出版传播外，还建立编写团队组建、遴选与培养的系列流程，开展了编写过程和团队建设研究，组建来自全国，老、中、青结合的高水平编者团队，并通过编写过程的管理努力提升作者的健康科普能力。丛书建设部分相关内容还努力申报了国家"十四五"主动健康和人口老龄化科技应对重点专项；以"《十万个健康为什么丛书》策划出版为基础探索全方位、立体化大众科普类图书出版新模式"为题，成功获得人卫研究院创新发展研究项目支持。

三、丛书创新特色

1. 体现科学性、权威性、严谨性。为做好丛书的顶层设计、项目实施和编写出版工作，保障科学性，丛书成立专家指导委员会、工作委员会和各分册编委会。

第十二届、十三届全国人大常委会副委员长，中国红十字会会长陈竺院士担任丛书专家指导委员会主任委员，国家卫生健康委员会副主任李斌、中国计划生育协会常务副会长王培安、中华预防医学会名誉会长王陇德院士、中国健康促进基金会荣誉理事长白书忠等领导担任副主任委员，二十余位院士应邀担任委员。专家们积极做好丛书顶层设计、指导把关工作，录制"院士说健康"视频，审阅书稿，甚至承担具体编写工作……他们率先垂范，以极高的社会责任感投入健康科普工作中，为全国医务工作者参与健康科普工作树立了榜样。

人民卫生出版社、中国健康促进基金会、中国计划生育协会、中华预防医学会、中国科普研究所、全国科学技术名词审定委员会、健康报、新华网客户端《新华大健康》等机构负责健康科普工作的领导和专家组成了丛书工作委员会，并成立了丛书工作组，形成每周例会、专题会、组建专班等工作机制，确保丛书建设的严谨性和高质量推进。

来自相关学（协）会、医学院校、研究机构等 90 余家单位的 200余位在相关领域具有卓越影响力的专家组成了"健康一生系列"10 个分册的编委会。专家们面对公众健康需求迫切，但优秀科普作品供给不足、科普内容良莠不齐的局面，均以极大的热忱投入丛书建设与编写工作中，召开编写会、审稿会、定稿会等各类会议数十次，对架构反复研究，对

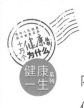

内容精益求精，对表达字斟句酌，为丛书的科学性、权威性和严谨性提供了可靠保证。

2. 彰显时代性、人民性、创新性。习近平总书记在文化传承发展座谈会上发表重要讲话，强调"在新的起点上继续推动文化繁荣、建设文化强国、建设中华民族现代文明，是我们在新时代新的文化使命"。丛书以"同中国具体实际相结合、同中华优秀传统文化相结合"理念为指导，彰显时代性、人民性、创新性。

丛书高度重视调查研究工作，各个系列都会开展面向全社会的问题征集活动，并将征集到的问题融入各个分册。此外，在"健康一生系列"即将出版之际专门开展试读工作，以了解读者的真实感受，不断调整、优化工作思路和方法，实现内容"来自人民，根植人民，服务人民"。

在丛书整体设计和 IP 形象设计中，力求用中国元素讲好中国健康科普故事。丛书在全程管理方面始终坚持创新，在书稿撰写阶段，即采用人卫投审稿平台数字化编写方式，从源头实现"纸数融合"。在图书编写过程中，同步建设在线知识问答库。在图书出版后，实现纸媒、电子书、音频、视频同步传播，为不同人群的不同健康需求提供全媒体健康知识服务。

3. 突显全媒性、场景性、互动性。丛书采取纸电同步方式出版，读者可通过数字终端设备，如电脑、手机等进行阅读或"听书"；同时推出配套数字平台服务，读者可通过图书配套数字平台搜索健康知识，平台将通过文字、语音、直播等形式与读者互动。此外，丛书通过对内容的数字化、结构化、标引化，建立与健康场景化语词的映射关系，构建场景化知识图谱，利用人们接触的各类健康数字产品，精准地将健康知识推送至需求者的即时应用现场，努力探索克服健康科普"知易行难"这个最大的难题。

四、 丛书的读者对象、内容设计和使用方法

参照《中国公民健康素养 66 条》锁定的目标人群，丛书读者对象定为接受九年义务教育及具备以上文化水平的人群，采用问答形式编写，重点选择大众日常生活中"应知道""想知道""不知道"和"怎么办"的问题。丛书重在解决"怎么办"，突出可操作性，架起大众对"预防为主"和"一般健康问题"从"为什么"到"怎么办"的桥梁，助力从"以治病为中心"向"以健康为中心"转变。

丛书是一套适合普通家庭阅读、查阅和收藏的健康科普书，覆盖日常生活中会遇到的常见健康问题。日常阅读，可以有效提升健康素养；遇到健康问题时，查阅对应内容可以达到答疑解惑、排忧解难的目的。此外，"健康一生系列"还配有丰富的富媒体资源，扫码观看视频即可接收来自专家针对具体健康问题的进一步讲解。

《庄子·内篇·养生主》提醒我们："吾生也有涯，而知也无涯，以有涯随无涯，殆已！"如何有效地让无穷的医学知识转化为有限的健康素养，远远不止"授人以渔"这么简单，这需要以大型健康科普精品出版物为依托，培养一支高水平的健康科普作者队伍；需要积极推进相关领域教育、科技、人才三位一体发展，大力弘扬科学精神和科学家精神；还需要社会各界积极融健康入万策，并在此基础上努力建设健康科学文化，增强文化自信的建设力量，从而更好地为中华民族现代文明建设贡献健康力量。

衷心感谢丛书建设者们和读者们的大力支持，让我们共同努力，为健康中国建设和中华民族现代文明建设作出力所能及的贡献。

丛书工作委员会

2023 年 7 月

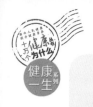

前　言

　　党的二十大指出，人民健康是民族昌盛和国家强盛的重要标志。面向人民生命健康，普及健康生活方式，推进健康中国建设，把保障人民健康放在优先发展的战略位置，是我们每一位卫生健康事业工作者坚定的目标。进入新时代，"美好生活"承载的更是人民现实、具体的向往和追求。

　　"美丽"成为愈来愈多国民对健康的更高需求。美丽的健康，既包括皮肤、毛发等外在可见的健康，也包括眼睛、口腔以及生活方式的健康，甚至随着医美整形技术的发展，也带来了对"美丽的健康"的新诠释和新追求。然而，很多人因为对"美丽"存在错误的认知或者"急于求成"，陷入了"美丽的陷阱"，给身心健康带来严重影响。目前关于"美丽的健康"有很多科学研究，这些论著、译作或专著也客观推动了"美丽的健康"的研究和应用。但由于专业性过强，不符合大众的阅读习惯，也很难实现科学研究成果的推广普及以及解释作用。因此，为了更好地揭示"美丽的健康密码"，服务健康素养提升，在人民卫生出版社的策划和推动下，在《十万个健康为什么丛书》中，撰写了《美丽的健康密码》分册。

　　《美丽的健康密码》全书共分为6章，即"头发的美丽健康密码""皮肤的美丽健康密码""眼睛的美丽健康密码""口腔的美丽健康密码""生活方式中的美丽健康密码""医学整形的美丽健康密

夏照帆院士
说健康

码"，包含近 200 个涉及皮肤、整形外科、耳鼻喉科、口腔、眼科等多学科领域中大众最关心的美丽健康问题。

全书贴近生活，讲究实用，深入浅出，通俗易懂，以防为主，重点突出。写作上也力求集科学性、知识性、趣味性、实用性于一体，旨在希望通过读者自我阅读和努力，改变错误意识，提升"美丽健康"认知，对大众"追求美丽"的行为习惯、生活方式起到积极影响。

参与本书编写的专家们均是我国健康领域诊疗和研究第一线的学者，全体编写人员对稿件进行了认真互审、互校，为编写本书作了很大努力。虽然如此，书中难免有不足、疏漏甚至谬误之处，恳请广大读者批评指正，为促进国民美丽健康的发展共同努力。

陈 翔

2023 年 7 月

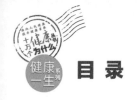

 # 目 录

第一章 头发的美丽健康密码

三　令人烦恼的白发　　45

第二章　皮肤的美丽健康密码

一　面部清洁你做对了吗　　52

二　保湿你做对了吗　　63

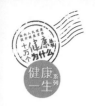

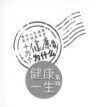

第三章　眼睛的美丽健康密码

一　近视眼也爱美丽

第四章 口腔的美丽健康密码

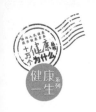

第五章　生活方式中的美丽健康密码

二　睡眠与美丽

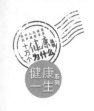

第六章　医学整形的美丽健康密码

二 做整形手术前你得先知道   353

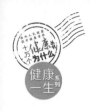

第一章

头发的美丽健康密码

一

关于头发的那些事儿
你知道吗

1. **大油头**怎么办

很多人都会苦恼一件事情，明明昨天刚洗的头发，怎么今天又变得扁塌无形、油腻无比？这就是"大油头"作祟了，那么面对大油头我们应该怎么办呢？找到大油头的原因，针对成因想办法。规律作息、科学洗发可以减少油头的困扰，重拾清爽。

为什么会出现大油头

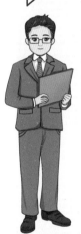

大油头的"元凶"是皮脂。皮脂是由皮脂腺分泌在皮肤表面的油脂性分泌物。皮脂分泌的量受皮脂腺本身大小、数量和神经内分泌系统共同调节。腺体越大、数量越多，在相同时间内产生的皮脂越多，所以油性皮肤的人更易出油。另一方面，多种激素都可以促进皮脂腺的分泌，包括我们熟知的肾上腺素、生长激素、甲状腺激素、雄激素等。当机体因为熬夜、肥胖、不规律饮食、压力过大等原因出现内分泌失调时，皮脂腺就会异常分泌皮脂，从而出现"大油头"的症状。

油头来了该怎么办呢

生理性的油性皮肤很难通过非专业治疗手段改善，能够改善的是应激状态导致的大油头。

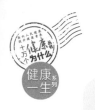

　　首先，我们要做到规律作息，使身体达到一个相对稳定的状态。其次，我们应该做到科学洗发：水温适中，不应太热或太冷；在洗发水的选择方面可以选择含有吡罗克酮乙醇胺、水杨酸、煤焦油、茶树精油、硫化硒等成分的洗发水，这类洗发水可以有效地控油去屑，可以隔两日使用一次。如果你有每日洗发的需求，则应选择一些含有温和洗涤剂（如一些氨基酸表面活性剂或者两性表面活性剂等）的洗发水，来降低对头皮的刺激作用。

　　一些物理吸附的产品虽然可以迅速把头发上多余的油脂吸走，但是这种产品在使用时有可能会使局部头皮炎症反应加重，并且可能"越用越油"，因此只能临时救急使用。用完后当天需要及时清洗，不然长期使用容易诱发头皮健康问题。

　　除了这些外用产品，"油头星人"也可以选择服用一些口服药物来辅助控油，比如可以适量补锌、补充 B 族维生素等。提醒大家的是，如果头皮出油非常严重，则需要前往医院就诊。

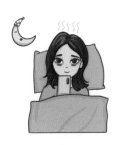

熬夜

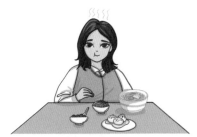

肥胖、饮食不规律

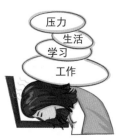

压力大

当头皮长期处于油脂分泌旺盛状态就容易诱发马拉色菌感染，继而导致脂溢性皮炎的发生，表现为头油、头痒加重，头皮屑增多，头皮出现红色丘疹或斑片，上覆油腻性鳞屑，如果出现上述症状，需要前往医院皮肤科就诊。

（刘奕聪　李　吉）

2. 如何摆脱**头皮屑**的困扰

你是不是也会遇到这种困扰？远看是一头乌黑茂密的长发，走近一看，斑驳的头皮屑破坏了这种美。谁不想拥有清新飘逸的长发啊！但自从长了头皮屑，头发看起来总是脏兮兮的……怎么办？养好头皮是关键！

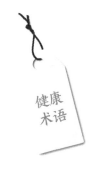

健康术语

表皮更替时间

生理情况下，皮肤每天约有10%的基底细胞有序地向表面移行。与此同时，皮肤表面的角质细胞不断脱落，达到动态平衡，这一周期约为28天。

关键词

头皮屑　表皮更替时间

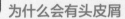

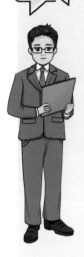

专家说

为什么会有头皮屑

头皮屑可分为生理性头皮屑和病理性头皮屑。

是的，正常生理状态下的头皮也会有少量头皮屑。众所周知，表皮更替是皮肤正常新陈代谢的一部分，新生细胞会由基底层逐渐移行至角质层，旧的角质层会逐渐脱落，作为皮肤新陈代谢的产物，头皮屑就此产生，这属于生理性头皮屑。正常表皮更替时间为 28 天，如果患有头皮银屑病、头皮脂溢性皮炎等疾病，这时头皮的表皮更替时间缩短，发生角化不全，会产生大量的病理性头皮屑。

哪些因素会影响头皮屑的产生

头皮屑的产生确实受到很多因素的影响，如干燥、微生物、不良生活习惯、缺乏维生素等因素都可以影响头皮皮肤屏障，最终使头皮屑增多。而在洗护时使用了劣质洗发水，或者对洗发水成分发生过敏反应，同样可能造成头皮受损，增加头皮脱屑。

与此同时，一些护发、美发中无意的举措，也可能导致头皮屑加重。频繁的洗护可能会导致头皮水分流失，更易干燥脱屑，尤其是在冬季及较为干燥的地区。烫发、染发、漂发也可能对头皮造成损伤。

怎样才能减少头皮屑

不论是生理性头皮屑还是病理性头皮屑，在日常生活中做好这几点，都有助于减少头皮屑的产生：首先，我们可以补充一些

维生素 B_6 与微量元素，正所谓头皮营养好，脱屑自然少。其次，洗头时水温度不宜太高，并选择温和的洗发水，要保持适宜的洗护频率，减少烫染的频率，并在烫染时尽量选择挑染等对头皮损伤小的操作。

此外，还要注意生活习惯，保证充足的睡眠，健康的饮食，少吃油炸类食物和甜品。如果头皮脱屑严重，头皮瘙痒，则有可能是病理性头皮屑，最好前往医院皮肤科就诊。

（范智华　李　吉）

3. 头发变细变软
也是一种病吗

关键词

头发细软　雄激素性秃发

随着人们生活水平不断提高，有些人的头顶却越来越"凉"。除了肉眼可见的掉发、秃顶，不少人也开始为自己变得又细又软的头发感到焦虑。那么头发变细变软也是一种病吗？很抱歉地告诉您，这种情况大概率是雄激素性秃发。

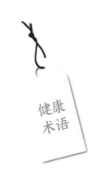

健康术语

毛囊微型化

在过多 DHT 的刺激下，毛囊逐渐萎缩退化成毳毛囊，长出的毛发由粗硬的终毛逐渐变为细软的毳毛。

专家说

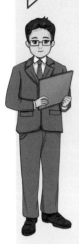

什么是雄激素性秃发

雄激素性秃发（androgenetic alopecia，AGA）又称为脂溢性脱发或早秃，是一种发生于青春期和青春期后的毛发进行性减少性疾病。国内一项流行病学调查显示，我国男性 AGA 患病率约为 21.3%，女性约为 6.0%。

男性 AGA 患者主要表现为前额发际后移，头顶部毛发进行性减少和变细。女性 AGA 患者则主要表现为头顶部毛发进行性减少和变细，发缝增宽。

雄激素性秃发的原因是什么

目前认为，除了遗传因素外，雄激素在 AGA 发病中起到重要作用。研究表明，雄激素（睾酮）在 5α- 还原酶作用下形成双氢睾酮（DHT），而 DHT 可与毛囊细胞上的雄激素受体相结合，影响毛乳头的大小以及毛乳头细胞和毛囊细胞的活性，进而使毛囊出现进行性的微型化，导致毛发逐渐变得细小稀疏直至秃发。此外，慢性炎症、氧化应激等也参与了 AGA 的发病。

对于雄激素性秃发，早期诊治才是关键

AGA 的病情是逐渐加重的，这不仅会降低患者的生活质量，还会影响患者的心理健康，导致焦虑、抑郁等，因此 AGA 的早期诊治应得到重视。一般治疗越早，疗效越好，等到毛囊完全萎缩的时候就只能进行毛发移植了。

总之，当你的头发开始变细变软时，很可能是早期 AGA 的表现，在意形象的小伙伴可以尽快到正规医院的皮肤科就诊。

（孟 鑫 李 吉）

4. 为什么不宜**频繁烫发、染发**

大家都说"换个发型，换种心情""凡事从'头'开始"，我们都希望自己的头发可以带来美好心情，现在大街小巷不同颜色、不同造型头发的人越来越多，我们在追求时尚发型的同时，也不能忽视头发及头皮的健康问题！

那么，我们到底能不能频繁烫发、染发呢？回答是——尽量避免！

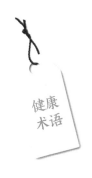

健康术语

毛干

毛发分为毛根和毛干两部分，毛干是毛发露出皮肤外的部分，即毛发的可见部分。

毛小皮

毛干最外层，即毛干鳞片层。由一层薄而透明的高度角化、呈鳞片状排列的扁平细胞组成，可保护毛干并决定毛发的光泽。

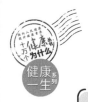

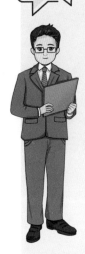

烫发、染发的原理是什么

烫发：是使用化学或物理的方法，使头发中的氨基酸肽键断裂，再使用新的化学方法让肽键重新组合，从而使头发变成其他形状，如笔直或卷曲。

染发：一种是染料直接覆盖在毛干显色，另一种是显色分子通过与毛小皮（毛发的最外层）的氧化或络合反应生成有色络合物而显色。

这些方法都是通过损伤毛发的生理结构来实现毛干变形、颜色改变的。

烫发、染发对毛发的危害有哪些呢

烫发时常会用到高温的烫发器，使头发形状改变，但高温会对毛干、毛小皮造成一定的损伤；染发的人更是深有体会，大部分染发药水中都含有碱性成分，具有一定的氧化作用，同样会破坏毛小皮的形态，使头发容易发黄、干枯、毛糙、脱落，失去光泽和弹性，同时脱发的风险也大大增加。

烫发、染发对头皮的危害有哪些呢

频繁烫发、染发对头皮的伤害是较为常见的。烫发器产生的高温环境会导致头皮对化学物质的经皮吸收率更高，如邻苯二甲酸、甲醛、氢氧化钾等，这些物质对人体的内分泌调节都能产生负面影响。

而染发剂都含有对苯二胺，这是一种会引起皮炎的强致敏原，它能与皮肤里的蛋白质结合，变成完全抗原进而导致头皮接触性皮炎的发生，轻症可表现为头皮局限性红斑、轻度瘙痒、脱屑等；对于部分过敏体质人群，甚至会出现头皮明显红斑、肿胀、大疱及破溃后糜烂等。

所以，大家烫发、染发爱美的同时，还是要适度哦！如果头皮及头发本身的状况欠佳，烫发、染发更要慎重哦！

（汤瑾 李吉）

5. 总忍不住拔头发
也是一种病吗

你会不会在某个夜深人静的时候，一想到即将到来的期末考试，心情开始沉重，从而忍不住去拔自己的头发，试图缓解压力，却在不知不觉中，把自己薅成了"裘千尺"。那么总忍不住拔头发是病吗？我们的答案是——必须是！

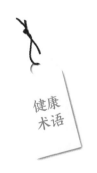

健康术语

以身体为中心的重复行为

指的是任何重复的自我修饰行为（例如：扯头发、抠咬皮肤或咬指甲等），从而导致身体受损。

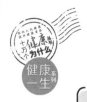

什么是拔毛癖

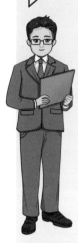

在世界卫生组织《国际疾病分类》（第10版）中，将这种忍不住拔头发的行为归类于强迫症和其他相关障碍，主要表现为反复冲动性拔除自己的毛发（头发、眉毛、睫毛、胡须等），常导致脱发、毛囊炎等。

拔毛癖最显著的症状是患者在发病前常常出现紧张感并试图控制拔毛的冲动，而当拔完毛发之后，立刻如释重负。流行病学调查显示，拔毛癖常好发于儿童及青少年，且女性较男性更好发。

导致拔毛癖的原因是什么呢

◆ 心理问题：童年或青春期时心理创伤、生活应激、焦虑、抑郁障碍等，很容易导致拔毛癖的发生。

◆ 好奇心：不少儿童出现拔毛癖是出于好奇心和模仿的原因，久而久之形成了习惯，不自觉地拔毛。

◆ 遗传、神经内分泌因素：研究表明，一级亲属（包括父母、子女和亲生兄弟姐妹）终身患病率达5%，5-羟色胺受体、多巴胺受体、氨酸代谢、性激素等均被报道与拔毛癖发病相关。

出现了拔毛癖该怎么办呢

◆ 行为治疗：由于拔毛癖属心理精神疾病，可采用认知行为疗法（CBT），对患者进行拔毛前事件、情绪梳理，拔毛后果认知，进而改善患者拔毛症状。在这种治疗过程中，患者学习识别出最可能发生扯头发的环境，有了这种意识，人们就可有计划地用其他行为替代惯常行为，比如，你忍不住想拔头发时，可以手握拳头或者玩手机。

◆ 心理干预："心病还需心药医"，只有找到导致患者发病的心理诱因，才能够更好地治疗。比如，我们可以寻求心理医生的帮助。除此之外，对于那些因家庭原因导致拔毛癖的儿童，父母要明白，自己对孩子的影响"深不可测"，因此应该给予更多理解与关爱。

◆ 传统药物：拔毛癖的药物治疗可酌情选用抗抑郁药、抗焦虑药、抗精神病药及多巴胺类药物等，目前尚无特效药。

所以，即使患上拔毛癖也不要过分担心，但是我们必须要引起重视，及时干预，正确治疗！

（刘 达 李 吉）

二

令人烦恼的
脱发

6. 一天**掉多少头发**算正常

在我们的日常生活中，经常会有这样的体验：摸摸脑袋就看到手上脱落的头发，睡醒后发现枕头上零零碎碎的头发，梳妆后梳子上看到的还是头发。尤其是当头发比较长时，掉一点儿头发看起来就会很多，给人一种"我今天竟然掉了这么多头发"的感觉。此情此景，你是否会感到焦虑，担心自己是不是要秃头了？实际上，我们的头发本身就会周期性地脱落，这是正常的生理现象，我们不需要为此过度担忧和焦虑。那么随之而来出现一个问题：一天掉多少头发算正常？

毛发生长周期

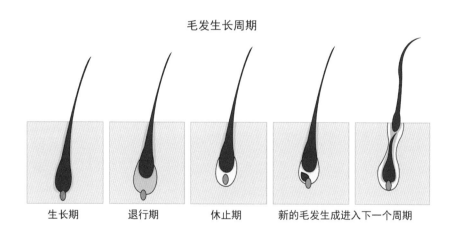

| 生长期 | 退行期 | 休止期 | 新的毛发生成进入下一个周期 |

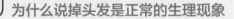

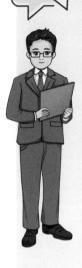

专家说

为什么说掉头发是正常的生理现象

我们的头发会周而复始地进行生长和脱落，并不断地经历三个时期：生长期、退行期和休止期。而这个过程都依赖于一个器官——毛囊。毛囊其实可以看作是长毛发的"种子"，长出来毛干相当于"发芽"，脱落的过程就相当于"枯萎"。只要我们的"种子"毛囊是健康的，我们的头发就可以再次生长出来。

亚洲人平均有 10 万根头发，处于生长期的头发约占全部头发的 80%，生长期大约为 3 年；随着头发生长期结束进入退行期，毛囊下部逐渐开始萎缩，这时头发不再生长且变得松动，退行期大约持续 3 周；最后头发进入休止期，毛囊下部完全萎缩，头发脱落，休止期大约持续 3 个月。此后毛囊重新进入生长期，头发又会重新长出来。正常人每天会脱落 50~100 根头发，与此同时等量的头发会再次生长。

什么情况才算是异常的脱发呢

如果每天掉头发数量 100 根以上，长期（大于 3 个月）存在且没有停止的迹象，同时，发量逐步减少，严重时部分区域甚至出现稀疏，表示很可能存在病理性脱发。

我们可以做一个简单的拉发试验自我鉴定：以拇指和食指拉起一束头发，五六十根，轻轻向外拉，计算拉下的头发数，如果大于 6 根即为拉发试验阳性，说明存在脱发增多的情况，可以考虑前往医院皮肤科就诊。过去认为 5 天不洗头后做拉发试验会更加准确，但是最近的证据表明该试验不需要对头发的洗护做严格限制。

　　总之，掉头发是正常的生理现象。在脱发已成为热议话题的当下，我们更应该科学理性地去看待它，出现异常及时就诊，不再"秃"然焦虑。

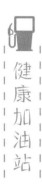

　　休止期脱发和斑秃都是病理性脱发的常见原因。进展期的斑秃拉发试验常为阳性，急性或慢性休止期脱发也可为阳性，而雄激素性秃发患者一般为阴性。

频繁洗头会导致脱发吗

（杨子夜　李　吉）

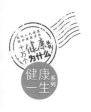

7. 如何拯救我日益
减少的发量

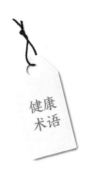

健康术语

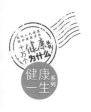
关键词

发量 雄激素性秃发

休止期脱发

是一种由于毛囊周期紊乱、以大量休止期毛发同步脱落为特征的弥漫性、非瘢痕性脱发疾病。

雄激素性秃发

简称"雄秃"，是一种发生于青春期和青春期后的毛发进行性减少性疾病，与遗传因素和雄激素作用关系密切。

小王一如既往地打开电脑准备工作，此时他的同事走来对他说："你这头发怎么感觉越来越少了？"此刻的小王突然焦虑，回想起枕头上、浴室里掉落的大把头发不禁问自己：该如何拯救我日益减少的发量？从养成良好生活习惯开始，科学应对发量减少。

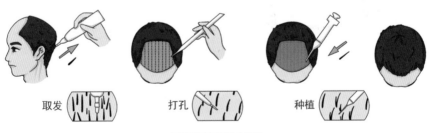

取发　　　　打孔　　　　种植

毛发移植操作过程

专家说

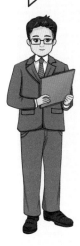

发量减少是什么原因导致的

引起年轻人发量减少的常见原因有两种，一是休止期脱发，可由手术、分娩、压力、慢性疾病等因素诱发，表现为脱发的突然增加，诱发因素解除后，脱落的毛发通常可重新生长出来。二是雄激素性秃发，男性表现为前额两侧头发纤细和稀疏，逐渐向头顶延伸，同时额部发际线后退，头顶头发逐渐脱落；而女性多表现为头顶头发稀疏，发缝增宽。雄激素性秃发通常并没有明显异常的大量脱落毛发，但是毛发会逐渐变细变软，毛囊会逐渐萎缩，一旦毛囊萎缩消失后，许多治疗方法将失去意义，因此尽早治疗非常重要！

发量告急，我们平时要注意什么

要改变一些不良的生活习惯，平时要早睡不熬夜，注意休息；压力过大时要调整心态，保持良好情绪；饮食要规律均衡，多吃一些维生素含量丰富的食物，少吃辛辣、油腻食物。避免过度牵拉头发，控制染发和烫发的频率；油脂分泌特别旺盛的人可选用控油的洗发水。

脱发到底该如何治疗呢

盲目拿生姜擦拭头皮或尝试民间的土方、偏方是不可取的哦，很有可能适得其反。建议在专业医生的指导下采取正规治疗。

休止期脱发在去除诱因、加强营养、做好头发护理后，一般会逐渐恢复，无须特殊治疗。雄激素性秃发治疗常用的外用药物是米诺地尔，遵医嘱将其涂抹于脱发区域头皮，使用半年以上观

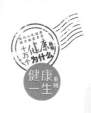

察效果，并且要坚持长期使用；口服药物方面，男性推荐非那雄胺，一般连续服用 1 年可达到良好疗效，后期需要再维持 1~2 年甚至更久；女性推荐螺内酯，疗程建议至少 1 年。外用药物及口服药物可联合使用以达到更佳的疗效。

除了药物治疗外，还有什么其他方法

微针疗法、自体富血小板血浆注射和低能量激光治疗等手段也具有良好的效果。当然我们还有"杀手锏"——毛发移植，它是治疗雄激素性秃发目前见效较快、疗效持久、较为理想的方法。操作方法是将枕后部等非脱发区域的毛囊提取后，再移植至脱发区域，大家要注意植发后还需要坚持用药治疗，防止头发继续脱落哦。

总而言之，拯救发量要趁早，面对"秃头"找上门，及时采用正确的方法治疗才是头等大事。

（李 涛 李 吉）

8. 老爸是"地中海"
我会不会也中招

不少小伙伴都有这样的担忧：眼睁睁看着自己步入中年的父亲头顶的头发逐渐掉落，变成了"地中海"，担心自己今后也会中招，那么地中海是否会遗传，遗传概率究竟有多大呢？关于第一个问题，答案是肯定的；而对于第二个问题，很遗憾，目前科学家也无法给出明确的回答。

"地中海"是什么原因

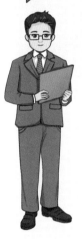

所谓"地中海"，就是头顶中间没头发、两侧有头发，就像地中海一样四周是岩壁，只有中间一片海的形状。"地中海"其实是雄激素性秃发（AGA）的一种表现。

雄激素性秃发是最常见的脱发疾病之一。在男性中，AGA早期表现为前额、双侧额角的发际线后移，如两侧额角发际线后移较前额明显，可形成典型的M型发际线；严重者前额发际线后退较明显，发际线形似C型或U型，伴有头顶部的进行性脱发，最终可发展为"地中海"。

女性AGA的脱发模式不同于男性，主要表现为头顶部的头发变疏变细，发缝增宽，而前额发际线却并没有后退，且女性AGA很少出现完全秃发，因此，我们很少在女性中听到"地中海"的描述。

"地中海"如何遗传给后代

在X染色体上有一个雄激素受体基因，许多毛发遗传学研究表明，该基因的序列改变与AGA密切相关。由于儿子的X染色体只遗传自母亲，因此早期科学家认为脱发是母系遗传。换句

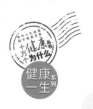

话说，如果母系家庭有很多秃发男性，儿子也很可能会秃顶。然而，这并不准确，因为科学家目前还没有完全揭示 AGA 相关遗传易感基因。学者发现，分散在常染色体的许多其他基因也可能与脱发相关。也就是说，你的父亲也可以通过常染色体给你传递一些脱发相关基因。

"地中海"到底遗传概率有多大呢

如前所述，如果你携带有变异的 X 连锁雄激素受体基因，或者你的父亲秃顶，那么你很有可能会秃顶。由于 AGA 与众多基因相关，且这些基因还未完全发现，这使得后代的患病概率变得难以预测。总的来说，如果父亲是"地中海"，儿子的患病风险相比父亲不是"地中海"的人群会高 5~6 倍。

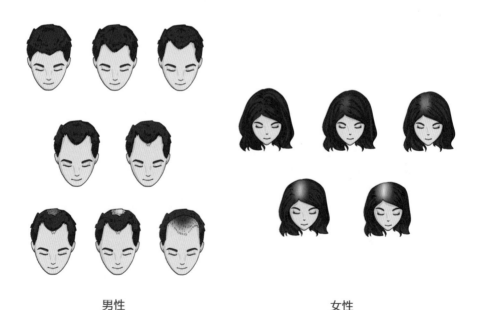

男性　　　　　　　　　　　　女性

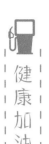

除遗传因素以外，脱发也可能受到许多其他因素的影响，包括代谢、神经内分泌（激素）等。创伤、压力和焦虑也可能对头发生长产生不利影响，因为它们会导致头皮血液和氧气供应减少，而这对保持头发健康至关重要。

（陈 鹏 李 吉）

9. 擦生姜
真的能长头发吗

"生姜能生发"的说法在坊间颇为流行，有人说治疗脱发有效果，生姜洗发水一度热销，也有人使用过后说一点都没效果，到底有没有效果呢？我们的回答是：效果存在不确定性，请谨慎使用。

生姜治疗脱发的"传说"从何而来

生姜是姜科多年生草本植物姜的新鲜根茎，用其生发在李时珍的《本草纲目》确有记载，流传至今也成了一种民间的偏方。大多数脱发人士都选择从生姜洗发水开始"剁手"，并且一直认为生发怎么离得开生姜！

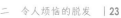

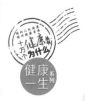

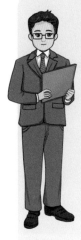

现代医学研究对此解释为，生姜中含有姜辣素，能促进头部血液循环，从而刺激毛囊加速头发生长。但生姜真的能作为一种脱发常用治疗手段吗？

生姜治疗斑秃确有疗效

目前生姜治疗的脱发疾病有"斑秃"，也就是俗称的鬼剃头。斑秃发病原因不明，可能与自身免疫功能异常、内分泌失调、机体劳累等有关。中医学上有滋肾生发汤联合针刺、外涂生姜联合治疗斑秃的方法，内外兼顾，需同时治疗生发效果才较为明显。但是比起生姜治疗，更为科学的方法为外用、皮内注射或系统性应用糖皮质激素、新型小分子靶向药物和生物制剂等，起效快，疗效佳，是治疗斑秃，尤其是中重度斑秃更好的选择。

生姜治疗其他脱发疾病的疗效如何

其他常见脱发如雄激素性秃发、休止期脱发等，均无相关文献表明生姜治疗有效果。甚至有研究表明生姜中的主要活性成分6-姜酚能够引起毛囊真皮乳头细胞的凋亡，反而会抑制毛发生长。用生姜磨蹭头皮可能会造成毛囊损伤，不但不能达到生发的目的，反而会使人"秃上加秃"！

此外，有学者针对小鼠毛发生长情况进行研究，证实使用米诺地尔的小鼠毛发生长最佳，而使用生姜的生长情况略优于不使用任何药物的小鼠，对毛发生长仅有轻微促进作用。

所以，生姜治疗脱发疾病的疗效尚有争议，甚至可能起反作用，而且比起生姜还有更科学的治疗方法，如外用米诺地尔、口服非那雄胺、中胚层治疗、激光治疗、毛发移植等。想使用生姜治疗脱发的朋友们，不妨考虑其他更科学的治疗方法，否则会适得其反。

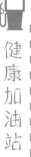

健康加油站

中胚层治疗是一种适用于口服药物疗效不佳，又不想植发，且毛囊尚未完全萎缩消失的患者的治疗方法。在头皮上使用滚针打开细微的小孔或使用小针头注射，将高浓度、有效的营养物质输送至中胚层组织细胞，促使细胞能够更快、更健康地进行新陈代谢，以达到生发的效果。

（洪芷榆 李 吉）

10. 减肥也会**导致脱发**吗

饱受肥胖困扰的小A下定决心减肥，功夫不负苦心人，短短3个月时间瘦了30斤，但是伴随而来的却是大量脱发，这让小A十分不解，减肥会导致脱发吗？那又是为什么呢？首先需要明确的是，减肥的确有可能引起脱发，尤其是节食减肥的人群。

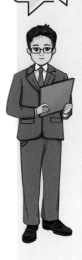

脱发的常见病因有哪些

遗传因素、年龄增长、免疫异常、精神压力过大或应激、内分泌失调、服用某些药物、外伤或手术、营养状态不佳等因素都有可能导致脱发。

减肥为什么会引起脱发呢

肥胖患者如果减肥方式不当，例如过度节食、服用一些减肥药物，很容易造成身体出现营养不良的现象，还可能导致内分泌紊乱以及其他一系列不适症状。

◆ 营养不良

俗话说"管住嘴，迈开腿"，很多人为了快速减肥，少吃甚至不吃"碳水"（即碳水化合物，人体所需三大营养物之一），这极有可能导致营养性脱发。此外，长期服用减肥药物可能会导致胃肠道消化功能紊乱，引起营养不良。减肥时机体摄入的热量减少，身体会优先将营养物质分配给重要的器官，以保证身体的正常运转，而头发不是维持人正常生命体征所必需的，所以减肥的时候，供给头发的营养会急剧减少，缺少营养供给的头发无法维持正常生长，像秋天的枯叶一样，开始逐渐脱落。

◆ 内分泌失调

过度节食时营养物质摄入不足，人体激素合成缺乏原料，会引起内分泌失调，导致体内雌雄激素平衡遭到破坏，雄激素在毛囊局部组织中代谢异常，使毛囊生长期缩短而提前进入休止期，毛囊逐渐萎缩，头发会逐步变得细软，随之脱落。

◆ 神经精神因素

部分减肥人群可能伴有压力过大、焦虑、抑郁等不良情绪，这种精神压力可能导致代谢异常、内分泌失调以及立毛肌收缩引起头皮血液微循环障碍，使头发提前进入休止期，加速头发脱落。

如何预防减肥期间的不正常脱发

第一，要均衡饮食。将食物三大营养素均衡分配，符合人体膳食结构，一样可以既吃好又能减少不必要的热量摄入，帮助减肥。

第二，适当增加蛋白质摄入。头发的主要成分是蛋白质，蛋白质摄入充足时头发也会茁壮成长。

第三，适量补充一些维生素、矿物质等营养成分。

第四，一定要合理安排减肥速度，减肥是一个长期的过程，不宜过分追求速度及效果，盲目节食。

所以，只要用正确的方式减肥，相信大家都可以在减肥成功的同时保住头发。

（黄晓晶　李　吉）

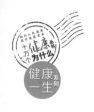

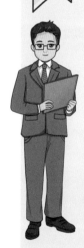

11. **植发**真能一劳永逸吗

目前，脱发问题也成为大家日益关注的"全民难题"。植发手术作为一种可以快速改善脱发问题的安全而成熟的治疗手段，被众多"发友"青睐。随之而来的一些广告词也逐渐进入大众视野，"植发一次，保持一生""植发到 XX，脱发不再有"。因此，"发友"们对植发效果的永久性产生了疑问。所以，植发真的能一劳永逸吗？先告诉大家，答案是否定的。

什么是植发

通俗地讲，植发就是拆"后墙"，补"前墙"，将毛囊从毛发密集区（主要是枕部）移植到脱发区（前额、头顶部等），它是雄激素性秃发（AGA）患者最快速有效地增加秃发区毛囊数量的治疗方式，也适用于部分瘢痕性脱发（创伤后伤口、手术瘢痕、烧伤瘢痕等）及医疗美容（先天性高发际线）等。为什么选取的是枕部毛囊呢，究其原因是枕部毛囊受雄激素影响较小，一般不易脱落。而这也是为什么大家日常生活中见到的 AGA 患者最终往往枕部毛发会残存的原因。

植发真的可以彻底解决脱发问题吗

植发手术只是改变毛囊位置，并不影响毛囊数量，不会增加整体发量。虽然移植的毛囊来源于枕部，相对不易脱落，但是，秃发区本身的毛囊还是可能会由于病因的持续存在而脱落。因此，保持秃发区原生发的健康生长对于维持植发效果是必要的。而药物治疗可以改善毛囊周期，减少毛发脱落，所以术前和术后的药物干预也是十分有必要的。

如何更好地维持植发效果呢

临床上常用的药物（如口服非那雄胺、外用米诺地尔等）可以通过多种机制改善毛囊周期来减少秃发区原生毛发的脱落，遵照医嘱使用可以起到良好的治疗作用。此外，还要提倡大家健康饮食，规律作息，养成良好的生活习惯，这些也能在一定程度上预防和缓解 AGA。

总而言之，移植的毛发相对不易脱落，而植发后秃发区本身的毛发仍然需要依靠药物来改善脱落，因此，植发并不是一劳永逸的。为了达到和维持更理想的植发效果，提倡在术前和术后都要积极进行药物干预，并注意养成健康的生活习惯。

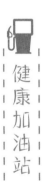

健康加油站

胡须、腋毛、腿毛等也可作为植发来源，但是由于这部分毛发的形态（长短、硬度、卷曲程度等）与头发相差较大，因此我们建议优先选择后枕部毛囊。

（王 凡 李 吉）

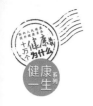

12. 害怕脱发，
也害怕失去"性"福，
非那雄胺该不该吃

关键词

脱发

非那雄胺

性功能

说起非那雄胺，脱发人群应该都知道，它是治疗男性雄激素性秃发的一种口服药。既然是药，避免不了的会被提到副作用。所以经常遇到很多发友向医生提出疑问："我既害怕脱发，也害怕失去'性'福，非那雄胺该不该吃？"

先告诉大家，如果自己非常在意脱发的话，应该吃。

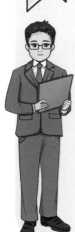

专家说　非那雄胺治疗脱发的起源

非那雄胺最初并不是用于治疗脱发的。1992 年，5mg 非那雄胺被正式批准上市用于治疗良性前列腺增生，一些脱发的前列腺增生患者服用此药后，头发居然长出来了。生产商注意到了这一"副作用"，组织研究人员进行临床试验，从此治疗男性脱发的 1mg 非那雄胺诞生了。1997 年，美国食品药品监督管理局（FDA）正式批准 1mg 非那雄胺用于治疗男性雄激素性秃发。

使用非那雄胺治疗脱发，真的会丢失"雄风"吗

一项研究对 1 879 例使用 1mg 非那雄胺治疗 2 年的雄激素性秃发患者进行调查，结果显示药物组和对照组性欲减退发生率分别为 1.8% 和 1.2%，射精障碍分别为 1.2% 和 0.7%，阳痿分别为 1.3% 和 0.7%。从这组数据可以看出，出现性相关的副作用其实与安慰剂类似，且发生率非常低。

并且，大多性相关副作用都是心理暗示造成的。曾有研究将两组服用非那雄胺的患者做对比，一组告知患者服用药物可能会出现性功能障碍等副作用，而另一组则未告知患者有副作用。结果显示，被告知有副作用的一组出现勃起障碍、性欲下降和射精障碍的概率远远高于没有告知副作用组。

总之，综合疗效和安全性来看，非那雄胺是治疗男性脱发最有效的药物。如果自己深受脱发问题困扰，不要听信谣言，还是建议服用非那雄胺治疗，并保持放松的心态。如果你真的比较幸运，是其中的不到 2%，那也不必过分担心，因为副作用是可逆的，并非永久的，停用 2 周即可，很快你就可以生龙活虎了。

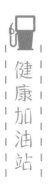
健康加油站

非那雄胺只能用于治疗男性患者，而女性患者应选择螺内酯等药物。服用非那雄胺推荐的剂量为 1 天 1 次，1 次 1 片（1mg）。至少需要服用 3 个月才能起效，并且维持 2 年以上。另外配合外用米诺地尔效果更佳哦。

（周钟莲 李 吉）

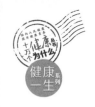

13. **产后脱发**能挽救吗

关键词

产后脱发 休止期脱发 激素

　　许多女性在产后都会出现头发大把掉落的现象，这让产后妈妈们苦恼不已，也让许多未育女性对生育更多了一层顾虑。但其实，"产后脱发"是比较常见的生理现象，一般是可以自行恢复的，并不需要过分焦虑与害怕。

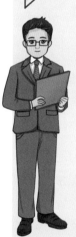

什么是产后脱发

　　产后脱发是女性分娩后出现的脱发现象，属于休止期脱发的一种，更准确的说法是产后休止期脱发，潜伏期为 8~13 周，一般在分娩后 2~6 个月出现。

出现了产后脱发，该如何挽救呢

　　根据产后脱发的几个可能原因给出不同的建议。

　　◆ 产后雌激素水平生理性下降引起的脱发

　　怀孕期间胎盘分泌大量的性激素，所以孕妇体内的雌激素水平比较高，使毛发长期停滞在生长期，而不按正常程序进入休止期。随着胎儿、胎盘的娩出，产妇体内雌激素水平迅速下降，停滞在生长期的毛囊同时、大量进入到休止期，就造成了超量脱发的现象。

　　这种原因引起的产后脱发一般不需要治疗，伴随着产后卵巢和子宫功能的恢复，雌激素水平恢复正常，脱发现象大部分都可以逐渐逆转、恢复，不能自行恢复的通过服用外源性雌激素治疗后也可以恢复。

◆ 产后营养不良引起的脱发

母乳喂养会消耗大量的蛋白质、铁、钙、维生素等营养素，如果不能及时补充，会导致乳母处于营养不良的状态，当体内缺乏这些营养素的时候，会影响头发的生长，出现脱发的症状。

这种产后脱发只需要及时进行饮食调理，或者服用多维元素片等营养素补充剂进行治疗，脱发的症状一般都可以逆转，头发恢复正常。

◆ 产后压力过大引起的脱发

产后由于家庭与孩子等各方面的因素，产妇的睡眠和精神可能会受到较大的影响，致使毛发脱落。

对于压力过大引起的产后脱发，如果能够及时调整不良情绪，释放压力，相当一部分可以自行恢复，或者配合外用米诺地尔等药物进行治疗后可以恢复正常。

需要提醒的是，如果宝妈们产后脱发持续 1 年以上仍未明显好转，发量明显减少，则可能是其他原因造成的休止期脱发或者合并了雄激素性秃发等其他类型的脱发，建议及时去医院的皮肤科得到更准确的诊断，并听取医生的建议采取正确的治疗措施。

（刘诗琪 李 吉）

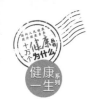

14. 为什么脱发
总从**头顶**开始

你是否有过这样的经历：在某个被闹钟惊醒的清晨，发现枕头上有很多掉落的头发，向镜子匆匆一瞥，发现头顶的头发越来越稀疏。看着人群中许多"聪明绝顶"的人们，你或许想问，为什么脱发总是从头顶开始？目前越来越多的人受到脱发的困扰，而其中最常见的原因便是雄激素性脱发，而头顶毛发稀疏是雄激素性脱发的典型特征。

专家说

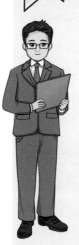

什么是雄激素性脱发

目前常见的脱发性疾病包括雄激素性脱发、斑秃、休止期脱发和拔毛癖等，其中雄激素性脱发最为常见，在我国成年男性中发病率约为 21%，女性中约为 6%。雄激素与毛囊的雄激素受体结合后诱导毛囊逐渐缩小，毛发生长期缩短并提前进入休止期，最终导致脱发。男性患者常表现为头顶部及前额毛发稀疏、细软，发际线后移，并逐渐融合成片，仅保留双侧颞部及枕部毛发；而女性患者以头顶部毛发稀疏为主，前额发际后移少见。

为何脱发往往从头顶开始

雄激素、雄激素受体以及下游的细胞因子共同导致雄激素性脱发的发病。相较枕部等其他区域，头顶部毛囊局部雄激素水平较高、雄激素受体表达和活性较高、下游细胞因子水平较高，这些病理生理特点使其成为雄激素性脱发的第一站。

上述因素的差异也在一定程度上解释了不同区域、不同性别间脱发水平的差异。

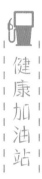

正常毛发生长周期包括生长期、退行期和休止期，正常情况下大多数毛发处于生长期，一般不易脱落，该期持续 2~7 年，随后进入退行期并停止生长，最后进入休止期并准备脱落。

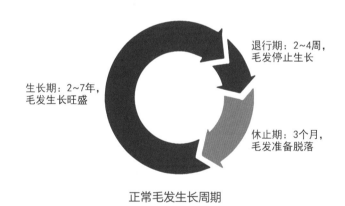

退行期：2~4周，毛发停止生长

生长期：2~7年，毛发生长旺盛

休止期：3个月，毛发准备脱落

正常毛发生长周期

（肖 嵘 乔 帆）

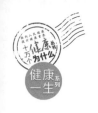

15. 得了 "鬼剃头" 是什么原因

　　王先生正在洗头时，忽然发现自己头顶有一块明显的脱发，像是不知不觉间被谁剃光了一块，不由得想到民间说法中的"鬼剃头"，难道真有一只不可见的手在"谋杀"自己的头发？实际上，这与所谓鬼神无关，而是斑秃在作祟。

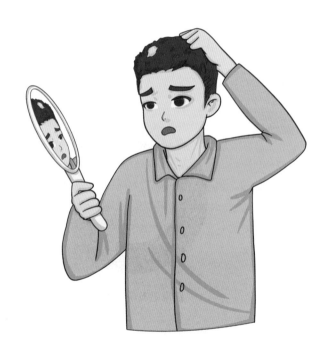

专家说 什么是斑秃

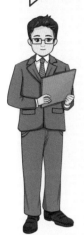

斑秃是常见的脱发之一，特征是突发的局限性脱发，一般没有瘙痒、疼痛等不适。它的发生常常与精神压力有关，因而在过去知识匮乏时，被民间当成鬼神作祟，得到了"鬼剃头"的俗称。在我国，斑秃发病率约为 0.27%，没有明显性别差异，可见于各年龄段，以青壮年较为多见。

"剃头鬼"的真面目

斑秃的发病自然与鬼神无关，而是由遗传因素及环境因素共同作用所致。遗传、情绪应激、感染、外伤、内分泌失调、营养不良及自身免疫性疾病等都可能导致斑秃的发生。遗传背景与斑秃的发病密切相关，约 25% 的斑秃患者具有阳性家族史，而在同卵双生子中共同患病率可高达 55%。精神心理因素是斑秃的重要诱因，在工作、生活压力较大的青壮年群体中尤为突出。目前研究显示，精神应激可以诱导神经源性炎症发生，破坏毛囊免疫赦免机制而引起自身免疫反应，导致毛囊生长期提前终止，从而出现脱发现象。同时，脱发症状可能加重情绪应激，从而形成恶性循环。斑秃也常与一种或多种自身免疫性疾病并发，常见如桥本甲状腺炎、1 型糖尿病、白癜风及红斑狼疮等。

得了"鬼剃头"应该怎么办

首先，发现斑秃后无须过度焦虑，及时就医、规范治疗可以在很大程度上改善症状。斑秃病程可持续数月至数年，去除诱发

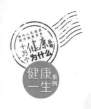

因素后，多数轻症患者可在 6~12 个月内自愈，或在治疗后完全好转。部分患者可有多次复发，也有部分患者可出现头发全部脱失，称为全秃，严重者可见包括眉毛、睫毛、腋毛、阴毛及全身毳毛脱落，称为普秃。一般儿童期发病、脱发面积广、病程长或伴有指/趾甲损害的患者更容易复发，预后相对不佳。因此，早期有效干预对阻止疾病进展具有重要意义。同时，由于精神心理因素在斑秃的发病过程中具有重要意义，因脱发而紧张、焦虑甚至失眠时可寻求心理医生的帮助，以实现综合治疗，达到更理想的治疗效果。

（肖　嵘　乔　帆）

16. 束发过紧
会引起脱发吗

　　爱运动的小蒋为了方便，总是扎高马尾，虽然看上去干净利落，可发际线却越来越高。头发梳太紧会引起脱发吗？答案是：会的。

专家说

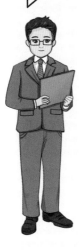

束发过紧为什么会掉发

头发扎得太紧会过度牵拉头皮，容易导致毛囊缺血和头皮炎症，久而久之，头皮血液微循环无法正常地提供营养，毛发便容易脱落，加上绑头发拆头发皮筋拉扯，让本身就松动的头发更易脱落。不过不用过于担心，这种情况并不需要药物治疗，改变梳头方式，剪掉过长的头发，慢慢就可以恢复。

日常如何保护头发

◆ 勤梳头可以帮助头皮血液循环加快，有益于头皮健康及毛发生长；扎头发时避免束发过紧，日常披发要勤换发缝。

◆ 洗头时，避免用指甲大力抓头皮，减少抓伤头皮致细菌感染的风险，可以用手指头轻轻按摩头皮。

◆ 控制好染发烫发的频率，避免发质受损，不必要时避免使用定型产品以及蓬松剂，使用当天务必清洗干净。

◆ 均衡营养，摄入充足的维生素及适量的矿物质，比如：锌、铜，可以使头发看起来自然有光泽。

◆ 适当运动，保持身心愉悦，避免压力过大情绪激动。

（崔 勇）

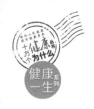

17. 剃光头
会改善发质发量吗

关键词

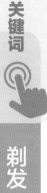

剃发

发质

发量

小刘常常苦恼于自己日渐稀少且略显干枯分叉的头发，做过许多保养却依然没有起色。某日她听朋友提起，置之死地而后生——可以把头发剃光来改善毛囊营养，但她还是踌躇不定。那么，剃光头真的可以改善发质发量吗？很遗憾，答案是否定的，但是对少数人而言，这是治疗脱发的重要环节。

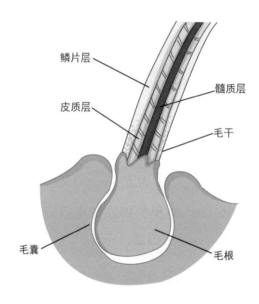

毛发结构模式图

鳞片层

髓质层

皮质层

毛干

毛囊

毛根

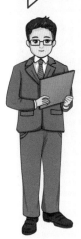

专家说

从了解毛发的结构开始

正如图中所示，我们可以看见的头发称为毛干，埋于皮下不可见的部分称为毛根，而毛囊则位于真皮及皮下组织中，包裹毛根。不难看出，剃光头时剪去的都是毛干部分，并不会影响到毛囊，因此，想通过这种方式改善发质发量可谓鞭长莫及。

剃发对毛发的影响

那么，为什么很多人认为剃光头后头发变得光滑粗壮了呢？这很可能只是视觉偏差，就像一根面条，整根时看起来纤细如丝，但掰断成数截后是不是显得粗了不少？而剃发改善毛发分叉、枯黄等现象也只是昙花一现，因为原有毛发生长时间较久，表面积更大，故而受到的机械力、热力及化学损伤较多，毛小皮（即鳞片层）水分更容易脱失，损伤屏障功能。而剃发后的头发就像一片嫩叶，固然嫩绿动人，但历经风吹日晒也终难免枯黄脱落。

哪些人群需要剃发

对于部分患者而言，剃发是治疗过程中重要的一环。如拔毛癣的患者，剃发后自己无从下手，自然可以减少脱发。因为扎发过紧导致牵拉性脱发时，剪发后解除牵拉也可以起到保护作用，故而对改善发质发量具有重要意义。此外，如果患有头癣、头虱病等疾病，剃发可减少真菌、寄生虫等病原依附，并有利于上药，对治疗具有促进作用。

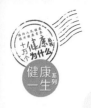

女性型脱发 雄激素 雄激素受体

如何才能拯救稀疏枯黄的头发呢

改善发质发量往往是一个大工程，很难毕其功于一役。在日常生活中要改善饮食结构以维持均衡、充足的营养摄入，规律作息、保证充足睡眠，维持适当体育锻炼，寻求合适的方式释放压力。同时要选用适宜洗发护发产品，不应过于频繁地更换，以免影响头皮微生态环境。如果发现脱发，或者发质越来越差就要及时寻求专业医师的帮助，以求明确病因、及早干预。

（肖嵘 乔帆）

18. 女生也会得
雄激素性秃发吗

重视外表的张女士在 1 年前感到头发越发稀疏，前往皮肤科后被诊断为雄激素性脱发，这令她非常疑惑——顾名思义，这不应该是男性特有的脱发吗？实际上，这种认知是错误的。女性体内同样具有较低水平的雄激素，也可能患有雄激素性秃发，也称女性型脱发。

专家说

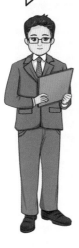

女性的雄激素从何而来？与男性有何不同

健康成年女性体内的雄激素主要由肾上腺、卵巢及外周组织脂肪细胞等产生，对运动、内分泌及生殖系统均有重要意义。遗传因素、疾病及医源性因素等均可导致雄激素水平升高，常见因素如高雄激素家族史、多囊卵巢综合征及口服激素类避孕药等。

正常情况下，男性血浆中雄激素水平和活性远高于同龄女性，以睾酮、双氢睾酮及雄烯二酮为主，而在女性血浆中其主要成分为硫酸脱氢表雄酮、脱氢表雄酮、雄烯二酮等。

女性型脱发与男性雄激素性秃发有何异同

女性与男性雄激素性秃发致病过程大体类似。血浆中的雄激素成分可经酶转化为活性较高的双氢睾酮，并与毛囊中雄激素受体结合，当双氢睾酮水平过高或毛囊雄激素受体敏感性增加时即可激活相关信号通路，导致毛发生长紊乱，最终出现脱发直至秃发。女性型脱发也与遗传因素相关，但为隐性遗传。此外，临床上常见产后及绝经后新发脱发或症状加重，这可能与雌激素水平下降相关，雌激素可拮抗雄激素功能，在脱发过程中可能起到保护作用，目前机制尚未完全明确。

在以上诸多因素作用下，相比于男性雄激素性秃发，女性型脱发患病率较低，且一般症状较轻。女性型脱发一般发病较晚，常见于 20 岁后，少数青春期后即可发生。女性型脱发通常表现为头顶区域毛发逐渐稀疏、细软伴头皮油脂分泌增多，较少累及

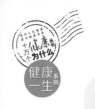
额部及颞部，症状可随年龄进展，但一般较为缓慢，少见顶部全秃的"地中海"式脱发。

如何治疗女性型脱发

女性型脱发的治疗方法与治疗原则与男性雄激素性秃发类似，但在药物选择上与男性有所差别。女性可选用浓度 2% 或 5% 的米诺地尔，同时多选用螺内酯、炔雌醇环丙孕酮片（达英 -35）等进行抗雄激素治疗，具体应在专科医生指导下用药。应当注意的是，虽然一般女性型脱发患者症状相对较轻，但目前同样无法根治，只有及早就诊、规律治疗、长期用药，才能取得较好的效果。

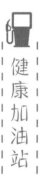
健康加油站

女性型脱发患者伴有月经不规律、闭经、肥胖、多毛等症状时，须警惕高雄激素血症，建议同时前往相关专科就诊。

（肖　嵘　乔　帆）

令人烦恼的白发

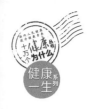

19. 为什么有人突然
"一夜白头"

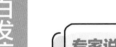
在明代小说《东周列国志》中，著名军事家伍子胥因逃亡时困于昭关而一夜白头。在现实中是否真的存在这种现象呢？实际上，重大应激事件确实可能导致"朝如青丝暮成雪"，在临床上被称为获得性白发。

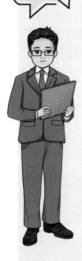

专家说 正常毛发颜色是如何维持的

我们能保有一头黑发，毛囊中的黑素细胞功不可没。在毛发生长早期，毛囊隆突区休眠的黑素细胞干细胞被激活并分化为黑素细胞，这些黑素细胞向下迁移至毛发基质并合成黑色素，黑色素转移至毛干后即可呈现出颜色。而在毛发生长周期的末尾，黑素细胞凋亡并向外迁移，黑素合成停止，毛发色素脱失。该过程周而复始，维持着正常的毛发色彩。在精神应激、免疫、代谢、内分泌、感染及营养不良等多种因素作用下，毛发生长初期黑素细胞数量减少或活性降低，可能是白发病进展的关键环节。

"一夜白头"病因为何

氧化应激导致黑素细胞损伤可能是白发病的最直接原因。吸烟、饮酒、感染、外伤、营养不良、精神压力及系统性疾病等均可诱导促炎性细胞因子释放或抗氧化功能下降，引起黑素细胞氧化应激损伤，致其凋亡、迁移或功能下降，最终引起色素脱失。

2019 年，哈佛大学的研究揭示毛囊中黑素细胞干细胞耗竭可能是"一夜白头"的重要原因。黑素细胞干细胞富集的毛囊隆突区受到交感神经的高度支配，在遭遇压力事件时，交感神经兴奋并释放去甲肾上腺素等神经递质，诱导黑素干细胞过度激活、分化，最终导致干细胞耗竭。同时，情绪应激可能诱导毛发提前结束生长期，此时毛发色素脱失，且进入下一轮生长周期时由于黑素细胞"后继无人"，即可出现大量白发。

（肖　嵘　乔帆）

关键词

白发病　黑色素　食补

20. 吃黑芝麻、黑豆真的能让**白头发变黑**吗

不惑之年的刘先生鬓角已添了华发，日常养护也没能见到成效，近日他看到许多"带货主播"宣传吃黑色食物"以形补形"，号称可以让白发转黑，这莫非是解决自己烦恼的一条捷径？然而现实却给他泼了一盆冷水。

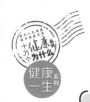

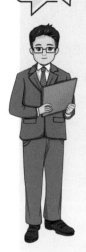

专家说 白发因何而起

白发病的起病原因较为复杂，遗传、免疫、营养和精神因素等均可能参与其中。而从微观层面看，毛发的颜色由毛囊的黑素细胞提供，黑色素转移至毛干中即可使毛发呈现色彩。当黑素细胞数量减少或功能降低时，毛干中色素脱失，最终出现白发。

"以形补形"是否有科学依据

实际上，在物资匮乏的过去，许多人可能由于营养缺乏而导致头发过早变白，而在加强营养后症状得到好转，头发又变得茂密乌黑，这可能是"以形补形"的认知来源之一。然而在物质富足的现代，绝大多数人可通过正常饮食获得充足的营养素，此时额外补充并不能改善毛囊或黑素细胞状态。还要注意的是，黑芝麻、黑豆中的黑色来源于多酚类物质，而黑枣、桑葚及黑枸杞子等黑色来源于花青素，与人体黑色素不同，且不能被人体直接吸收，更无法转移至毛干。

除此之外，过度的"食补"反而可能有害健康。黑芝麻、黑豆等食物中脂肪或碳水化合物含量较高，盲目进补、过量食用易导致营养过剩，甚至诱发代谢综合征等疾病，反而不利于毛发生长。

总之，如果想要解决白发问题，最好的方法是调整作息、均衡饮食、减轻精神压力，并及时寻求专业医生的帮助，在明确病因后进行针对性治疗。

（肖　嵘　乔　帆）

21. **少白头**的人需要看医生吗

自打青春期起，小顾便发现自己的头发里出现了许多白发，这让他感到非常困扰，但父母却告诉他这是少白头，不需要太担心。少白头是否需要看医生呢？

实际上，虽然少白头一般不伴随脱发，也没有瘙痒、疼痛等自觉症状，但因其影响"颜值"，可能造成精神压力而影响青少年身心健康成长，且可能合并其他疾病，因此我们建议发现后及时就医。

专家说

少白头的原因多种多样

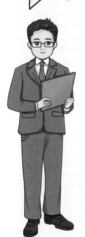

如前文所述，毛发颜色主要由毛干中黑色素维持，黑色素主要来源于毛囊中的黑素细胞，而黑素细胞由黑素细胞干细胞分化而来，该过程中任一环节的异常均可能导致白发病的发生。在临床上，少白头多指先天性白发及早发白发，可能与遗传、内分泌、免疫、营养等多种因素相关。如青少年不良饮食行为较为常见，可能引起饮食结构失衡，导致锌、铁、铜等微量元素及维生素 B_{12}、维生素 D_3 等缺乏，这些营养素均可能影响黑色素的合成，从而诱发毛发色素脱失。精神压力可能通过黑素细胞干细胞耗竭等方式促进本病的发生、发展，这在学习、生活压力较大的青少年中可能尤为重要。

先天白发　早发白发

白发可能是系统疾病的冰山一角

先天性白发常与遗传因素相关，大多出生时即可见部分或全部头发色素减退，一般无其他症状。但应注意的是，部分先天性白发可能是一些系统疾病的组成部分，如白化病、苯丙酮尿症、赫曼斯基 - 普德拉克综合征、沃纳综合征及斑驳病等。该类疾病一般发病率较低，但常伴有多系统病变，且大多病情迁延难以治愈，出生后即需就医，以明确病因并及早干预。

早发白发也可能与其他多种疾病相关，如白癜风、甲状腺功能亢进（简称"甲亢"）等。白癜风患者皮损处黑素细胞受损，导致色素合成减少，累及毛囊时可见白发。甲亢可通过自身免疫反应引起黑素细胞损伤。

总之，白发病的病因往往较为复杂，且可能与多种系统性疾病相关，虽然目前尚无特效疗法，但仍应及早就诊，以明确病因、及早干预。

（肖 嵘 乔 帆）

第二章

皮肤的美丽健康密码

一

面部清洁
你做对了吗

1. 每天**洗几次脸**合适

20 岁出头的小李常自嘲皮肤"油得可以炒菜"，常被时不时冒出的痘痘扰得不胜其烦。在了解了一些护肤科普知识后，才发现自己在面部清洁上过于疏忽了。那么，每天洗几次脸才能清洁皮肤呢？

对大多数健康成年人来说，早、晚各进行 1 次面部清洁即可满足日常需求，具体应当依据自身皮肤类型和工作、生活环境等因素进行适当调整。

专家说

正确地认知皮肤清洁

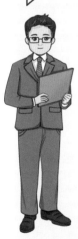

日常生活中，皮肤表面每日都会出现大量皮肤污垢，常见如皮脂、灰尘、微生物、化妆品残留、脱落细胞以及排泄产物等，这些污垢以颗粒或膜状形式附着于皮肤，阻塞皮脂腺开口，导致病原微生物增殖，不利于皮肤的正常生理功能。化妆或用药后若未能及时去除，一些具有细胞毒性的残留物还可能透皮入血。因此，皮肤清洁和打扫卫生一样，对维持皮肤的光鲜亮丽具有重要作用。但同时也应注意，过度清洁会导致脂质流失及部分蛋白质变性，并改变皮肤表面 pH、破坏皮肤微生态环境，最终破坏皮肤的屏障功能。

应该如何正确洗脸呢

对日常室内工作、周末"宅"在家里的上班族而言，如果没有明显皮肤疾病，每日早、晚各洗脸 1 次，每次 1~3 分钟即足以除污垢，一般提倡清水洁面，若皮脂腺分泌旺盛、环境温度较高、工作环境较差或使用防晒产品及化妆品，应结合自身皮肤特点调整清洁次数，并选择合适的洁面产品。面部 T 区皮脂腺分泌较旺盛，是清洁的重点。在清洁后应及时擦干并进行保湿。

特殊人群应如何清洁

除健康成人外，特殊人群皮肤清洁需要格外重视。新生儿和婴幼儿皮肤娇嫩，皮脂腺分泌较少，以 37℃ 左右温水或使用专用清洁产品，每日清洁 2 次即可。青少年活力四射，一般运动量较大，且皮脂腺分泌旺盛，可适当增加清洁次数并选择适宜的洁面产品。老年人运动量较少，代谢活动低下，且皮肤易干燥，因此应控制清洁次数及时间，可清水洗脸或选择温和的洗面奶，并且需要格外重视保湿。而特应性皮炎、玫瑰痤疮、脂溢性皮炎或银屑病的患者，应在专业医师指导下调整每日清洁次数，可选择针对该类疾病的专研产品，并在清洁后及时保湿。

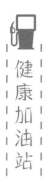

面部可分为 T 区和 U 区，T 区主要包括额部、鼻部及下颌部，皮脂分泌较旺盛；U 区主要包括双颊部，皮脂分泌较少。

（肖嵘乔帆）

2. 每次洗脸
都要使用**洗面奶**吗

学习了正确的洗脸方式后，小李想到自己皮脂分泌旺盛，是不是每次都需要使用洗面奶呢？实际上一般没有这种必要，具体应视洗面奶成分、个人皮肤类型及环境因素而定。

从认识洗面奶的主要成分和性能开始

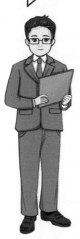

市面上常见的洗面奶包括皂基类、月桂醇硫酸酯钠 / 月桂醇聚醚硫酸酯钠类（SLS/SLES）、氨基酸类及葡糖苷类等，其中前两者均属阴性表面活性剂，清洁能力较强，但因其刺激性较大，且多呈碱性，目前多存在于复配产品中，一般不推荐单独使用。氨基酸类视具体成分包括阴离子及两性表面活性剂，一般较为温和，大多呈酸性或中性。葡糖苷类洗面奶属非离子表面活性剂，对皮肤刺激性最小，且清洁能力强于氨基酸类，但价格往往较高。

如何正确选用洁面产品呢

皮肤类型是影响洁面产品成分选择及使用频率的最重要因素。大多数人群均以葡糖苷或氨基酸类为宜，这类产品一般较为温和，且可以满足日常清洁需求。

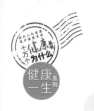

敏感肌、干性及中性皮肤均以每日使用不超过 2 次为宜，可单纯清水洁面，或每日晨起时清水洁面，睡前应用 1 次洁面产品。油性皮肤应在温和的前提下充分清洁，每日可使用洗面奶清洁 1~3 次，但一般不超过 2 次，超过时应加强保湿，合并痤疮时可选择专研配方。特应性皮炎、玫瑰痤疮等患者皮肤屏障受损，应在专业医师指导下选用洁面产品，且在清洁后应加强保湿。

在确定类型后，具体选用时还应了解其配料表，或通过其性状进行初步判断。一般应选择中性或弱酸性产品以维持皮肤的微酸性环境，而泡沫较多的产品往往 pH 较高，且添加较多皂基或 SLS/SLES 成分，对皮肤刺激性较大，一般不推荐使用。此外，含磨砂或深层清洁剂成分的去角质产品应谨慎使用，以免损伤皮肤屏障功能，加重皮肤老化。

使用洗面奶时，还需要考虑到季节、环境因素。一般夏季皮脂腺分泌较旺盛，故可适当增加使用频率，而秋冬季皮脂分泌少且空气湿度较低，应适当降低使用频率，洁面后注意保湿，干性皮肤者必要时可更换为含油性成分的洁面霜。

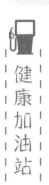

洗面奶中主要有效成分是表面活性剂，依其亲水端电荷可分为阴离子、阳离子、两性及非离子表面活性剂四类，通过乳化、破乳、起泡、消泡、润湿、分散及增溶等方式去除皮脂等脂溶性物质，也可起到一定抑菌作用。其中阴离子表面活性剂清洁功能最强，但对皮肤刺激性也最大，而非离子表面活性剂最为温和。

（肖　嵘　乔　帆）

3. 皮肤敏感和
过度清洁有关吗

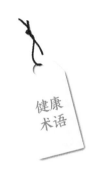

健康
术语

了解了如何正确洗脸和选用洁面产品后，小李也注意到，很多文章和视频提到洗脸也会洗成敏感肌，这又是为什么呢？原来，正确清洁皮肤是维护皮肤功能的必要环节，但过度清洁却会损伤皮肤屏障，最终适得其反。

天然保湿因子

是一类分布于角质层的亲水性分子的总称，主要由丝聚蛋白水解产生，对维持皮肤屏障功能、保持皮肤弹性等具有重要意义。

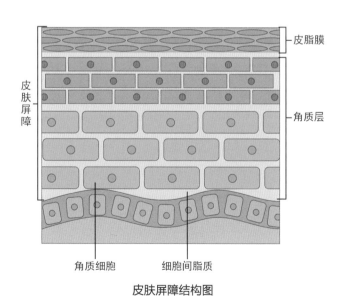

皮脂膜

皮肤屏障

角质层

角质细胞   细胞间脂质

皮肤屏障结构图

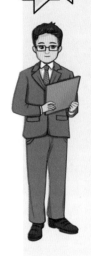

认识皮肤的屏障体系

皮肤屏障是由物理屏障、化学屏障、微生物屏障、免疫屏障等多个部分共同维持的复杂系统，从解剖学角度主要由皮脂膜、角质层及细胞间脂质基质构成，组成"砖瓦-灰浆"一样的结构，形成一道防御外界病原体和理化刺激的坚实城墙，而表皮定植菌、天然保湿成分和多种细胞因子等组成城墙上的卫兵。"城墙"与"卫兵"结合，才构成了完整的屏障体系。

过度清洁如何损伤皮肤屏障

每日适度清洁是维护皮肤屏障所必需的，但清洁时频率过高、时间过长、搓洗力度过大、水温过高、过度使用去角质产品、洁面产品清洁效力过强或混用等都可能导致过度清洁。过度清洁对皮肤屏障的损伤是多方面的。首先，频繁清洁虽然让人暂时自觉清爽，但随之而来的是过多皮脂、角质以及天然保湿因子的流失，造成皮肤天然保湿结构的破坏，经表皮水分流失增加，导致皮肤干燥、敏感。其次，皮肤表面微酸性环境遭到破坏，定植菌被大量洗去且难以在当前环境中存活，打破微生态平衡，更容易受到致病菌侵袭。此外，一些抗氧化因子丢失，皮肤对紫外线、颗粒物及化妆品残留物等防御功能减弱，诱发氧化应激和炎症反应，加重皮肤敏感。

（肖嵘 乔帆）

4. 怎样避免**洗成敏感肌**

小李已经认识到了清洁的必要，也了解了过度清洁的危害，那么需要破除哪些常见的认知误区，以免把自己洗成敏感肌呢？

首先，纠正心态、避免过度清洁是正确洁面的基础。许多如小李这样油性皮肤或患有脂溢性皮炎、痤疮等皮肤疾病的人，为彻底洗去皮脂而每日多次清洁，且常常过度使用洁面产品。过度清洁除了导致皮肤保湿功能下降、耐受性降低外，还会使中枢神经系统出于保护皮肤的目的，促进皮脂腺分泌，长此以往易形成恶性循环，最终"越洗越油"、毛孔粗大，与最初的追求南辕北辙。

专家说

掌握正确洁面方法

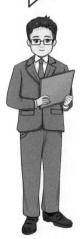

实际上，正常情况下每日洁面 2 次、每次清洁 1~3 分钟即可满足大多数人的日常需求，无须每次都使用洗面奶。一般根据自身皮肤耐受性，在温和可耐受的前提下选用 1 种适宜的洁面产品即可，无须多种产品联合使用或频繁更换，每日使用次数和用量不宜过高，一般黄豆至蚕豆大小的量便已足够。多数情况下用手清洁即可，也可选择较柔软的毛巾，不应频繁使用洁面刷等摩擦力、清洁力较强的产品，避免损伤角质层。同时，含有磨砂或深层清洁成分的产品可软化并去除角质，一般使用不超过每月 1 次，油性皮肤者不超过每周 1 次，每次使用一种即可，频繁使用或

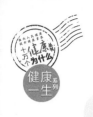

联用多种产品会破坏角质层结构，导致皮肤敏感性增加。

水质、水温不可忽视

洗脸时，水温过高或水质不适宜同样可能影响皮肤屏障。洁面时宜选用38℃以下的软水，油性皮肤可选择热、冷水交替。水温较高时虽可软化角质、利于清洁，但也容易导致清洁过度、皮肤潮红，且可能导致烫伤，长期使用会加速皮肤老化。部分地区水质过"硬"，其中钙、镁离子与脂肪酸结合会形成难洗脱的沉淀物，可能阻塞皮脂腺开口而破坏屏障。

洗脸之后要做什么

洗脸后要及时擦干水，而不应选择自然风干，这是由于未及时擦干的水不仅不能补水，在天然风干过程中反而会带走皮肤表层的水分和热量，引起皮肤血管收缩，不利于血供，并最终引起皮肤干燥、老化。在擦干水后还应适当涂抹保湿产品，以恢复皮脂膜结构。

（肖　嵘　乔帆）

5. 每次化妆后必须**卸妆**吗

周女士非常注重仪表，每天都化妆后上班，但有时因为下班后身心俱疲，没有卸除底妆便休息了。最近她发现自己皮肤略显暗沉，还冒出了些许粉刺和痘痘，这和化妆后没有卸妆是否有关呢？询问了皮肤科医生后才得知，原来每次使用化妆品后都需要及时清洁卸妆，以免残留物影响皮肤健康。

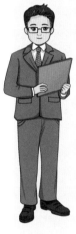

很多化妆品里包含颗粒或者油包水结构的成分，容易附着于表皮后难以洗去，而且其中香料、防腐剂、着色剂等成分可能会透过角质层进入皮肤，对皮肤屏障功能造成影响，甚至进入血液。因此，每次化妆后，都应该及时使用洁面产品清洁残留物。

是否每次卸妆时都有必要使用专业卸妆产品

如果只使用了较为轻薄的非防水型防晒或隔离产品，日常使用的洗面奶即可清洁干净，就不必额外使用卸妆油、卸妆水等产品，避免过度清洁。但如果使用了彩妆类产品，或者选用防水性较强的防晒霜等，常规的洗面奶不足以完全清理干净，就需要专业卸妆产品登场了。

淡妆或浓抹后如何正确卸妆

每次化妆后，要根据化妆品性质选择合适的卸妆方式。常见的卸妆产品包括卸妆油、卸妆膏、卸妆乳和卸妆水等，其中卸妆油和卸妆膏溶油性最强，是卸除浓妆的好选择，为避免卸妆油残留，使用后建议用温和的洁面产品再次清洁，并加强保湿。而化淡妆后可选择卸妆乳和卸妆水，这两类产品清洁油性物质的能力稍差，但其中的水相成分可滋润皮肤，并且方便洗脱，适用于卸除日常妆容。对于眼周及唇部这些皮肤娇嫩的特殊部位，应当选

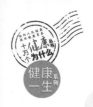

择专用卸妆品，以免引起刺激。总之，每次化妆后都需要正确清洁，不可掉以轻心，这样才能维持肌肤的健康状态。

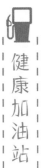

健康加油站

使用卸妆油和卸妆膏时要保持双手及面部干燥，于面部涂抹按摩后再蘸取少量水继续按摩，最后用大量清水冲洗干净。如果过早润湿手部及面部可能导致提前乳化，影响清洁效力。

（肖嵘乔帆）

二

保湿
你做对了吗

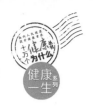

6. 保湿产品
可以**修护皮肤屏障**吗

关键词

皮肤屏障　保湿　皮肤水合

在学习、工作的压力下，越来越多的人过上了"月亮不睡我不睡"的"修仙"生活，泛红脱屑、干痒刺痛的敏感肌常常随之而来。在铺天盖地的宣传与科普中，"保湿"二字上镜率格外高。适宜的保湿产品真的可以修护皮肤屏障吗？答案是肯定的。

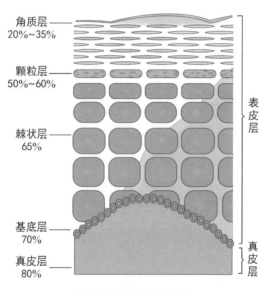

角质层
20%~35%

颗粒层
50%~60%

棘状层
65%

基底层
70%

真皮层
80%

表皮层

真皮层

健康皮肤各层的含水量

正确理解保湿的意义

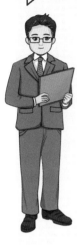

保湿的目的是维持皮肤的水合状态，是日常护肤的关键环节。环境过于干燥、过度清洁或患有皮肤疾病时，皮肤保湿结构遭到破坏导致皮肤失水，当角质层含水量低于 10% 时，称为皮肤干燥。此时，皮肤角质层增厚并出现结构异常，多种炎症因子释放，皮肤耐受性下降，而在外界刺激因素的作用下，敏感的皮肤被进一步损伤，导致恶性循环。而相较市面上种类繁多、价格昂贵的"高端"护肤产品，简单且相对便宜的保湿才是打破这个恶性循环、修复皮肤屏障的第一步。

了解保湿产品的成分和功效

保湿产品的主要功能成分包括吸湿剂及封闭剂等。这些成分在保湿方面有着各自的功能。吸湿剂如甘油、尿素等可促进角质层对环境中水分的吸收，封闭剂如凡士林、植物油等就像保鲜膜，可形成覆盖于表皮的疏水保护层以"锁住"水分。此外，功效性保湿产品中往往添加了与表皮、真皮结构近似的仿生剂，如天然保湿因子、神经酰胺、透明质酸等，以及部分具有抗炎、抗敏功效的非类固醇成分，这些成分可模拟正常皮肤的天然保湿系统，对抗炎症反应，修复皮肤屏障。

如何选用保湿产品呢

选择保湿产品时，建议先了解自己的肤质类型，并结合环境因素如气温、湿度、季节等进行综合考量。封闭剂为主的产品保

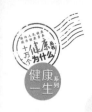

湿性能较好，但因肤感多较油腻，不适用于油性皮肤及体力活动强度较大者；以吸湿剂为主的产品在外界湿度较高时效果拔群，但在寒冷多风、湿度较低时反而会从皮肤中吸收水分。模拟天然保湿系统的产品价格较高，但可用于各种肤质及环境，且适宜屏障受损者使用。如果患有特应性皮炎、玫瑰痤疮及银屑病等皮肤疾病，则应在专业医师指导下选择保湿产品。

总之，结合自身和环境因素，挑选合适的保湿产品对修复皮肤屏障具有重要意义。

（肖 嵘 乔 帆）

7. 保湿产品需要根据 **季节调整**吗

秋天来了，小陈的皮肤又开始闹脾气了，她感到很纳闷，自己饮食、睡眠一直都很规律，而且使用的护肤品并没有更换过，到底为什么会出现这种情况呢？还年年如是。我们的答案是：问题就出在一成不变上。

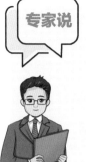

专家说 **不同季节皮肤生理特点**

韩国一项通过评估女性皮肤皮脂、含水量、鳞屑等特征随季节变化的研究表明，皮肤生物物理参数受环境因素的影响。该研究得出如下结论。

（1）面部皮脂分泌有明显的季节差异，夏季皮脂分泌水平明显高于其他三个季节，冬季最低，且前额皮脂分泌水平高于两颊。

（2）面部皮肤含水量也存在明显的季节变化，夏季最高，其次是秋季，春、冬两季最低。

（3）皮肤含水量与皮肤鳞屑负相关，皮肤含水量增加，皮肤鳞屑会随之减少。

保湿产品如何根据季节变化进行调整

季节变化导致皮肤表现出不同的生物物理特性，对不同季节皮肤特点选择针对性的保湿产品至关重要。夏季皮脂分泌旺盛，皮肤含水量较高，保湿产品选择清爽、不黏腻的乳剂，以免堵塞毛孔引发皮肤问题，含有锌、维生素B、重楼提取物等控油成分最佳；而春、秋、冬三个季节皮脂分泌水平和皮肤含水量下降，保湿可选择含有更多滋润成分的产品，如神经酰胺、透明质酸、脂肪酸、牛油果油、青刺果油等，或质地较厚重的霜剂，而前额部位即T区由于皮脂分泌较多，则可根据实际情况继续使用较清爽的保湿产品。

（邓圆圆　何　黎）

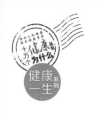

8. 每次**洗完脸**都要**保湿**吗

刚洗漱好的小红在镜子前愁坏了，嘟囔着这才刚洗完脸，怎么就感觉脸上紧绷绷的呢？我们建议广大爱美者日常洗完脸后注意及时保湿哦。

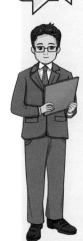

洗脸洗去的是什么

日常皮肤清洁可洗去皮肤表面的皮脂、角质形成细胞崩解产物、汗液（皮脂膜结构）和灰尘等，适当的皮脂对皮肤起到防护、滋润、锁水、维持酸碱平衡以及微生物平衡等作用，当面部皮脂被清洁又不能及时得到补充的时候，皮肤就会出现紧绷感，是皮肤"缺水"的表现。

如何保湿

保湿类护肤品常通过以下多个途径发挥保湿和滋润作用。

（1）吸湿剂原料（包括甘油、丁二醇、乳酸钠、尿素等一些小分子物质）从环境中吸收水分，使皮肤角质层由内而外地形成水浓度梯度，以补充从角质层散发而丢失的水分。

（2）封闭剂原料（如脂肪酸、凡士林、芦荟、牛油果油等）能在皮肤表面形成疏水性的薄层油膜，有保湿和加固皮肤屏障的作用。

（3）添加与表皮、真皮成分相同或相似的"仿生"原料，补充皮肤天然成分的不足，具有保湿和修复皮肤屏障的作用。如天然保湿因子；脂质屏障剂，青刺果油、神经酰胺；生物大分子，透明质酸、胶原蛋白等。日常生活中应该根据自身需要合理选择保湿产品。

（邓圆圆　何　黎）

9. 为什么每天**保湿**皮肤还是**很干**

　　小花从小就是个爱美的女孩子，护肤更是兢兢业业，从来不敢懈怠，近期她发现即使每天保湿，皮肤还是很干，甚至出现鳞屑。这是为什么呢？其实还是保湿不到位，要找到皮肤反复干燥的原因，"对症下药"。

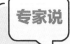

为什么你会感到皮肤干燥

　　现代医学研究表明，皮肤能处于光滑、细腻、湿润、柔软而富有弹性的健美状态，是因为皮肤内含适量的水和脂质。要使皮肤保持健美状态，皮肤角质层的含水量至少要维持在 12%~15%，以及适当的皮脂。年龄增长、日晒、饮水量过少、护肤品选择不当、

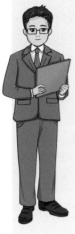

空气湿度小等因素，可导致皮肤角质层含水量低于10%，皮脂含量和成分也随之改变，皮肤就容易出现干燥、紧绷、粗糙、鳞屑、失去弹性，甚至皲裂。患有特应性皮炎、银屑病、维生素A缺乏症、干燥综合征等疾病也会出现皮肤干燥。

如何高效保湿

了解皮肤干燥原因后，也就找到了造成小花困惑的根源，就是皮肤缺乏水分或脂质了。首先，日常生活应避免过度清洁，根据自身皮肤情况选择清洁程度适中的洁面产品，每天使用频率不大于2次；其次，清洁后及时做好保湿，如涂抹保湿水、保湿乳液、保湿霜等。注意干性皮肤保湿的同时兼顾滋润，油性皮肤应避免使用质地厚重、黏腻的产品。若通过涂抹的方式皮肤难以吸收保湿产品，排除禁忌的情况下可尝试中胚层治疗，将有效成分直接补充进入皮肤深层，起到保湿的作用。

（邓圆圆　何　黎）

10. **保湿水**和**保湿霜**
需要同时使用吗

小秋和闺蜜一起出游，晚上洗漱好后好姐妹开始护肤，小秋见闺蜜大罐小罐地往脸上涂，就好奇地问："脸上涂个水不就行了嘛，你那么多工序太麻烦了吧？"小秋的看法对吗？我们的答案是：不全对。剂型决定了水剂和霜剂不同的作用特性，应根据皮肤性质和环境特点适当搭配。

保湿水和保湿霜的区别

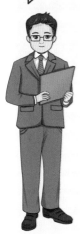

除产品本身的成分不同，两者最大的区别就是剂型了。水剂即水溶液，具有补水、浅层渗透的效果，质地轻薄但作用时间短；霜剂是油和水经乳化形成的剂型，因有脂质成分，具有保护、滋润的效果，质地厚重但渗透性较好，且作用时间较长。

搭配使用效果是否 1+1>2

水剂质地轻薄，适用于炎热、空气湿度较大季节、地区，霜剂较为黏腻，更适用于寒冷、空气湿度较小季节、地区；同时，由于水剂易蒸发、作用表浅，部分季节、地区可叠加霜剂使用，起到加强保湿的作用，达到 1+1>2 的效果。因此，北方、秋冬季节更加适合二者搭配使用，如果在南方或者夏季，由于空气湿度大，皮肤缺水的情况比较少，加上气温偏高，再使用面霜会加重皮肤油性，让皮肤感到不适，甚至"闷痘"，可以在夏季减少使用保湿霜。

（邓圆圆　何　黎）

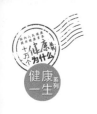

11. 不同类型的皮肤
怎么选择保湿霜

　　身为皮肤科医生的小王前几天逛美妆店，发现店员向来店的所有小姑娘都推荐同一款保湿产品，细心的小王医生观察到这些女孩的皮肤性质不都是一样的。专家提醒：盲目使用不适合自己的护肤产品可能会引发皮肤问题哦。先明确皮肤类型，对选择适合的保湿霜至关重要。

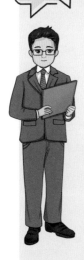

皮肤的类型

　　不同种族和个体皮肤存在很大差异，皮肤分类标准亦有很多。经典的皮肤分型根据皮肤的含水量、皮脂分泌情况、pH 以及对外界刺激反应的不同，可分为 5 种类型。

　　（1）中性皮肤： 最理想的皮肤类型，角质层含水量正常（10%~20%），pH 为 4.5~5.5，皮脂分泌适中，对外界刺激适应性强。

　　（2）干性皮肤： 角质层含水量低于 10%，pH>6.5，皮脂分泌少，对外界刺激敏感。

　　（3）油性皮肤： 角质层含水量 20% 左右或降低，pH<4.5，皮脂分泌旺盛，对外界刺激一般不敏感。

（4）**敏感性皮肤：** 皮肤遇外界刺激（冷、热、酒精及药物等），自觉皮肤灼热、刺痛、紧绷及瘙痒，甚至出现红斑、丘疹、毛细血管扩张，对外界刺激反应强，普通化妆品耐受差。

　　（5）**混合性皮肤：** 兼有油性皮肤与干/中性皮肤的共同特性，常表现为T区呈现油性，油脂分泌旺盛，毛孔粗大，而两颊、颞部表现为干/中性皮肤，干燥，易脱屑。

如何选择保湿霜

　　中性皮肤可选择的范围较大，外用柔润类或舒敏类保湿霜；干性皮肤注意加强基础保湿，保湿霜选择原则同中性皮肤；油性皮肤应选用含有控油成分的保湿霜或凝露；敏感性皮肤选用具有舒缓、修复皮肤屏障作用的保湿霜；混合性皮肤提倡分区护理，T区产品选择原则同油性皮肤，两颊、颞部产品选择原则同干/中性皮肤。

（邓圆圆　何　黎）

三

防晒
你做对了吗

12. "**敏感肌**"和"**痘肌**"的人如何防晒

饱受痘痘折磨的小明和长期皮肤敏感的小红在公园散步，各自聊着自己这些年的就诊经历，有的医生说要注意防晒，有的又说要避免使用防晒产品以免加重病情，两人很困惑。我们的答案是：防晒是必须的，但方法有讲究。

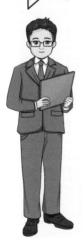

专家说

如何自判"敏感肌"和"痘肌"

"敏感肌"和"痘肌"并不是专业的医学名词，是随着当前市场现状应运而生的说法。"敏感肌"即敏感性皮肤，特指皮肤的一种高反应状态，可独立发生，也可继发于某种疾病，如痤疮、玫瑰痤疮、激素依赖性皮炎等，表现为皮肤受到刺激后，出现灼热、刺痛、瘙痒，伴或不伴红斑的一种综合征，最常见于青年女性面部，目前研究认为敏感性皮肤是一种累及皮肤屏障 - 神经血管 - 免疫炎症的复杂过程。"痘肌"指痤疮患者的皮肤，表现为面部尤其是皮脂溢出区出现粉刺、丘疹、脓疱、结节及囊肿，青春期多见，成人及婴幼儿也可发生，目前认为痤疮发病主要与雄激素诱导皮脂腺肥大过度分泌皮脂、毛囊导管口异常角化、痤疮丙酸杆菌等微生物增殖及炎症免疫反应有关。

敏感肌　痘肌　防晒

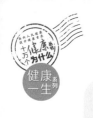

防晒具体如何选

"敏感肌"皮肤屏障受损、神经血管反应性增高，抵抗外界刺激能力弱，应首选物理防晒，如宽大帽檐的帽子、舒适透气的防晒口罩等，必要时在使用具有补水保湿、舒缓修复作用的功效性护肤品后，选择具有防紫外线 A 段（UVA）、紫外线 B 段（UVB）、蓝光成分的，同时兼具清透、不易吸收且有抑制炎症、保护皮肤作用的广谱防晒产品。由于紫外线及可见光中的蓝光和红光对炎性痘痘具有治疗作用，比如临床治疗痘痘使用的红蓝光，所以对"痘肌"来说，适度日晒是可以接受的，但处于紫外线强烈地区、季节的时候或者长时间暴露在日光下，防晒很有必要。由于"痘肌"患者皮肤大部分偏油，使用稠厚的油性基质制剂化妆品易致粉刺，故应选用稀薄制剂为宜，对"痘肌"患者我们推荐使用轻薄类的，如液体质地或喷雾型的防晒产品，同时还需要做好物理防晒。

（邓圆圆　何　黎）

13. **头皮**需要**防晒**吗

小明的妈妈总爱给他爸爸买帽子，说出行必备，防晒黑、防晒油，还可以防脱发，他爸爸觉得是天方夜谭根本不重视，小明妈妈很难过。小明想寻求专业人员的解答说服爸爸。我们的答案是：这是真的。外出时佩戴有防晒标识的帽子可有效防止紫外线直射头皮，保护头皮健康。

头皮解剖结构与生理功能

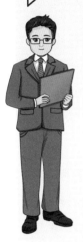

头皮是覆盖在头颅穹窿部颅骨之上的软组织，在解剖学上分为皮肤层、皮下组织层、帽状腱膜层、腱膜下层、骨膜层。头部皮肤是面颈部皮肤的延续，与面颈部皮肤相比有如下特点：更多的皮脂腺、汗腺和毛囊，并具有特定的正常菌群。头部皮肤角质层是保护头皮免受外源性因素影响的屏障；皮脂腺产生皮脂，皮脂转移到头发和头皮表面，参与皮表脂质膜形成、润滑头发，同时也是头皮抵抗细菌、真菌等病原微生物入侵的另一屏障。此外，头发在人体美感的展现方面具有独特的地位。健康的头皮皮脂分泌适中、无头屑、无皮损、无瘙痒、无异味，头发色泽均一、有光泽。

头皮防晒的重要性

头皮由于其特殊解剖结构易暴露在紫外线中，一方面短波紫外线或长波紫外线可以损伤皮肤的表皮和真皮，造成皮肤屏障受损，诱发皮肤炎症；另一方面其皮脂腺和毛囊丰富，日光照射可诱导皮脂分泌增加，易堵塞毛囊导管口，皮脂的集聚是微生物生长的温室，易继发微生物感染，同时还可造成脂溢性皮炎诱导脱发。

（邓圆圆 何 黎）

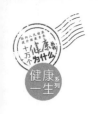
14. **阴天**需要**防晒**吗

　　小美是一位美肤博主，平日护肤习惯特别好，就算阴天出门也会涂抹防晒、撑太阳伞，还因此常被路人嘲笑做作。小美的做法有必要吗？其实，阴天虽然没有阳光直射，体感也舒适，但紫外线仍然存在，蓝光也不容忽视，同样需要好好防晒哦。

防晒是防什么

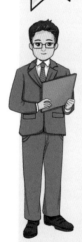

　　地球表面的日光主要由波长 280nm 以上的紫外区到 1mm 以内的红外区组成，其中紫外线（ultraviolet/ultraviolet radiation，UV/UVR）约占 6%，可见光约占 52%，红外线约占 42%。UVR 波长在 100~400nm。

　　根据波长范围和生物学效应，UVR 分为以下 3 个波段。短波紫外线（UVC）：波长 100~280nm，穿透能力弱，全部被大气臭氧层吸收，不能到达地球表面，可破坏细胞生物膜，损伤 DNA，杀灭微生物。中波紫外线（UVB）：波长 280~315nm，可穿透大气层，占地表 UVR 的 5%，能到达表皮基底层，生物学效应强，为 UVA 的 100 倍，但易被玻璃阻隔。长波紫外线（UVA）：波长 315~400nm，占地表 UV 的 95%，穿透能力强，可透过薄衣物、玻璃等，并可穿过皮肤表皮直达真皮层。防晒主要是防日光中的紫外线，包括长波紫外线 UVA、中波紫外线 UVB，其中 UVA 会晒黑、晒老皮肤，UVB 会晒红、晒伤皮肤。

近年来有研究发现，可见光中波长为 400~500nm 的蓝光由于其波长较长、能量较高，可以穿透到皮肤甚至达皮下组织，长时间暴露可激活黑素细胞导致皮肤出现色素沉着，这种作用甚至比 UVA 更加明显，还可使皮肤发生光老化，因此，防蓝光也不可忽视。

阴天防晒的必要性

阴天里云层隔绝了大部分红外线，所以体感温度变得凉爽，蓝光也被削弱，而大约 90% 的紫外线可以透过或是被云层反射到地面，和晴天差别较小，依然会对我们的皮肤造成伤害，使皮肤出现红斑、色素沉着、松弛、细纹、粗糙等问题。

（邓圆圆　何　黎）

15. 涂了**防晒霜**为什么还是**变黑**了

小天正义愤填膺地与网上某防晒霜店家的客服理论，愤愤地说道：你们家防晒霜就是骗人的，我去三亚玩两天回来全黑了，一点作用都没有，退钱。客服一看之前发给小天的防晒注意事项还处于未读

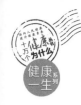

状态，真是哭笑不得。那么小天为什么涂了防晒霜还是变黑了呢？要知道，防晒霜类型的选择、使用方法等因素，都决定了防晒效果，有效防晒才是目的。

我们为什么会被晒黑

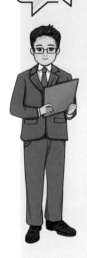

太阳光的波长范围非常广，在经过地球磁层和大气层的"过滤"后，到达地面的都是相对安全的，如经常接触的红外线、可见光和紫外线。在晒黑这件事情上，起作用的绝大部分是看不见的紫外线。人体表皮基底层存在少量黑素细胞，它们的职责是分泌黑色素保护皮肤。当皮肤暴露于紫外线，黑素细胞就会开启防御模式，大量制造黑色素，并通过细胞代谢把它们迁移到皮肤表层，从而防止皮肤被晒伤。日照越强，被晒的时间越久，黑色素产生和堆积的量就越大，表现出来就是我们被晒黑了。

你做到有效防晒了吗

防晒霜并不是擦了就安心了，须做到有效防晒。正确认识防晒产品并合理选择，以及使用方法是否正确，如涂抹厚度、补涂时间等，都决定了防晒霜是否能发挥最佳效果。比如上班以室内为主的人群，防晒霜可选用 SPF10~SPF15，PA+。紫外线辐射强烈地区、户外活动时间较长、长期暴露在日光灯下或者电脑屏幕前，需要适当加强防晒。美国食品药品监督管理局曾在调查中发布了关于防晒的 6 个新成果，其中有一条就是与防晒系数相比，防晒霜的用量和频度更为关键。正常脸部防晒霜一般需要涂蚕豆大小的量，涂抹厚度达到 0.5mm，才能够产生有效的防晒作用；如果防晒产品是液体质地、流动性强的，使用 1 元硬币大小的量；如果是乳液质地、流动性不是很强的，5 角硬币大小的量即可。须注意的是，如果脖子和四肢也要涂抹，防晒霜的用量就需要更多，并每 3 个小时补涂一次。

（邓圆圆　何　黎）

16. 办公室打工人
需要每天**防晒**吗

白领小芳正嘲笑着在办公室内喷防晒喷雾的同事小李，说道：室内没有阳光直射，用防晒是白费工夫。真的是这样吗？我们的答案是：视情况而定。室内防晒并非空穴来风，有些情况下是有必要的。

 专家说 玻璃"过滤"后的阳光同样会对皮肤造成损害

我们都知道不采取防晒措施暴露在阳光下，皮肤会发生晒红、晒伤、晒黑，甚至光老化。但待在房间里会有这种情况吗？法国一项研究结果显示，阳光中的 UVB 的确能被玻璃阻挡，但约 50%UVA

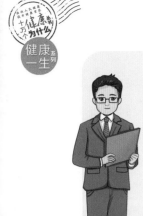

紫外线仍会穿过玻璃，引起皮肤色沉、老化等问题。英国《每日邮报》曾报道，每天暴露在紫外线下的皮肤会比受保护皮肤衰老速度加快一倍，对于面部不同部位，眼部、鼻子和嘴唇等处的老化更加明显。

室内紫外线强度不同

法国一项研究发现，对常坐办公室和长期开车的女性而言，即使隔着玻璃，面向阳光的侧脸明显出现更多皮肤衰老症状，比如皱纹更多也更深。如果这名女性是在英国工作，她衰老更快的是右侧脸部皮肤，因为英国的车是右舵，即方向盘在车的右侧。因此我们建议，室内装了镀膜的玻璃或者是在底层不接受阳光直射时，不需要特别防晒，如若不是，需要根据紫外线暴露情况采取不同程度的防晒措施。

蓝光也会对身体造成危害

蓝光作为日光中的高能量可见光，不仅见于户外阳光照射，LED 灯、手机、电脑、电视及其他电子设备等也会释放出大量蓝光，引起皮肤变黑、光老化等。办公室工作人群长期暴露在蓝光中，更应重视蓝光防护。

（邓圆圆　何　黎）

17. 防晒有哪些注意事项

美美最近很苦恼，她听皮肤科专家们科普说防晒很重要，尤其是夏天。可是，防晒有哪些注意事项却鲜有提及。别着急，防晒注意事项一站式攻略我们已经整理好啦。重点说明一点，正确选择和使用防晒产品才能有效防晒，特殊部位如眼、唇、头皮的防晒也应引起重视。

正确认识防晒分类是前提

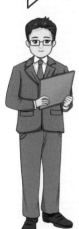

防晒分硬防晒和软防晒：硬防晒通常指使用物理遮挡的方式来阻挡紫外线，如遮阳伞、太阳眼镜、防晒口罩、防晒服、防晒袖套等；软防晒指涂抹防晒霜等防晒产品。

合理选择防晒产品是关键

根据相关国家标准规定，当 UPF（即系数）>40，UVA（长波紫外线）<5% 时，才可成为防紫外线产品，同时要求产品标签中应标明标准标号。应注意的是长期使用以及在拉伸或潮湿的情况下，硬防晒产品提供的防护可能减少。

购买防晒霜时要牢记"三看"

一看 SPF 和 PA。SPF 值是评价 UVB 防护的指标，主要用于评价防晒产品防止皮肤晒红的能力；PA

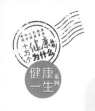

指数是评价 UVA 防护的指标，主要评价防晒产品防止皮肤晒黑的能力，如：室内上班为主的人群，选用 SPF10~SPF15，PA+ 的防晒霜；从事游泳、打球等户外休闲活动，需要选择 SPF>20，PA++ 的防晒霜，游泳时最好选用具有防水功能的防晒产品；长时间在户外活动、高原紫外线辐射强烈地区或有光敏性皮肤疾病的人群选择 SPF>30，PA+++ 的防晒霜为宜。

二看防晒霜配方，判断防晒产品类别。物理防晒主要成分为防 UVR 的二氧化钛、氧化锌及兼具防蓝光的氧化铁，能在皮肤表面形成一层保护膜反射紫外线，达到即时防晒效果，质地厚重易假白，但刺激性较低，敏感肌的人、孕妇、哺乳期妇女推荐。化学防晒成分为各种能够吸收紫外线的有机化合物，质地轻薄，但有一定的刺激性，敏感肌的人、婴儿不适用。混合防晒，同时混合化学防晒成分和物理防晒成分，市面上大多是这类产品。

三看肤感。有些防晒霜使用后会感觉皮肤干燥、刺痛、搓泥、厚重感等，在购买之前应尽量小面积试用产品。

用对防晒霜，让防晒效果最大化

物理防晒即用即防晒，无须等待，而化学防晒需要在出门前 15~30 分钟涂抹才能有效发挥防晒效果。有趣的是，防晒霜的用量和频率也影响着防晒效果。正常脸部防晒霜达到 0.5mm 的厚度才有较好的防晒效果，并应每 2~3 小时补涂一次。

特殊部位也需要防晒

眼部防晒是大部分人忽略的问题。太阳镜只能抵挡光谱范围中 0.4μm 以内的紫外线，但紫外线中 UVA 波长最长，能直接深入皮肤真皮，造成光老化。此外，唇部和头皮也需要做好防晒哦。

（邓圆圆　何　黎）

关键词

防晒霜　皮肤癌　预防

18. 防晒霜
可以**预防皮肤癌**吗

张阿姨最近和邻居唠嗑，听说邻居在山区务农的一远房亲戚得了皮肤癌，医生告诉他极大可能是长期日晒导致的。张阿姨害怕极了，想知道日常用防晒霜防晒是否可以预防皮肤癌？我们的答案是：可以。防晒是预防皮肤癌最基础也是最有效的方法，日常生活中应予以重视。

皮肤癌是如何发生的

皮肤癌约占各种癌症的 2%，全球每年因皮肤癌死亡患者占所有恶性肿瘤死亡人数的 1.5%。常见的皮肤癌包括黑色素瘤、鳞状细胞癌、基底细胞癌等。皮肤癌是在多种内外因素共同作用下发生的组织细胞异常反应性增生，其中外在致病因素主要包括紫外线、

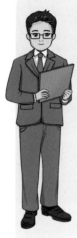

化学致癌物、电离辐射、病毒感染等；内在因素主要包括遗传和免疫缺陷等。

防晒能够预防皮肤癌

从全球范围来看，非黑色素瘤性皮肤癌（NMSC）占所有皮肤癌病例的 80%，而大剂量紫外线暴露是 NMSC 最主要的致病因素。皮肤接受紫外线照射的主要部位是头面部、颈部、手足等日常暴露部位，这也是非黑色素瘤性皮肤癌的好发部位。研究证实紫外线照射可导致细胞内 DNA 发生突变，同时在其他因素的共同作用下诱导皮肤癌的发生。因此，防晒能够预防皮肤癌，而防晒霜作为日常防晒常用产品，亦可以有效预防皮肤癌的发生。

（邓圆圆　何　黎）

四

拯救皮肤的
常见问题

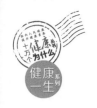

19. 敏感肌

是先天形成
还是后天形成的

　　小悦苦恼于皮肤黝黑，特地购买了一款网红美白面霜使用，结果第二天脸上就出现了红肿、刺痛、脱皮等现象，她只得去医院皮肤科治疗。医生诊断小悦属于敏感性皮肤，护肤品使用不当导致面部出现一系列问题。敏感性皮肤的形成受到先天和后天因素共同影响。

敏感性皮肤的直观表现

角质薄易泛红

红血丝明显

皮肤容易缺水

皮肤容易起皮

容易起红疹

皮肤容易干燥

皮肤容易紧绷

偶尔有刺痒感

敏 感 肌

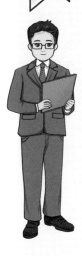

什么是敏感性皮肤

敏感性皮肤是皮肤的一种高反应状态，表现为受到物理、化学或精神等因素刺激时皮肤易出现紧绷、灼热及针刺感、疼痛、瘙痒等主观症状，可伴有红斑、脱屑、毛细血管扩张等客观体征，可发生于生理或病理状态下，好发于面部。

敏感性皮肤的形成与哪些因素有关

近年来，人们对外在美的追求愈加强烈，过度护肤、滥用化妆品以及非正规的医美等情况日益增加，加上雾霾、灰尘等污染越来越严重，且日常工作生活压力大、精神紧张等，以上因素共同导致了敏感性皮肤人数逐年增加。

敏感性皮肤究竟是先天形成的还是后天形成的

先天性的敏感性皮肤与遗传因素相关。有的患者天生皮肤就比较薄，红血丝明显，更容易受到外界环境的影响，对温度、气候、光线、饮食的变化都很敏感。尤其女性、年轻人皮肤敏感的概率分别要高于男性、老年人。

后天因素造成的敏感性肌肤通常是由于生活习惯及环境因素造成。有的是因为对皮肤的过度清洁、滥用化妆品等导致的角质层变薄，损伤表皮渗透屏障，削弱皮肤对外界刺激的抵抗能力，有的是患有炎症性皮肤类疾病等引发的。

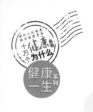

关键词

化妆品 正确护肤

如何科学保护敏感性皮肤

我们应该要注意做到：①适当用温水或者适合自己的护肤品做好皮肤的清洁，避免过度的清洁造成皮肤敏感和长痘。②注重补水保湿，让皮肤处于湿润状态。③预防日光暴晒，外出要涂抹防晒霜，戴好遮阳帽和防晒伞。④释放压力，倡导积极健康的工作生活方式。⑤注意饮食营养，尽量避免饮酒和吃辛辣刺激的食物，多吃水果和蔬菜。

（李丹琪）

20. 化妆品真的让你**变美丽**了吗

小美最近感觉皮肤状态不好，看到小丽的"妈生好皮"不禁问道："小丽，你最近在用什么化妆品啊，皮肤状态这么好"，小丽开心地回道："我最近在搭配使用一些功效性化妆品，你也试试"，这些化妆品能不能让小美也变美丽呢？我们的回答是：不尽然。

专家说 皮肤的健美与皮肤结构密切相关

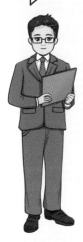

皮肤结构是皮肤美容的根本和基础，皮肤美容的热点问题如保湿、抗皱、美白等均与皮肤结构密切相关：保湿美容涉及皮肤屏障、皮脂膜等；抗皱美容与表皮层缺水和真皮胶原纤维、弹力纤维变性有关；美白与黑色素代谢周期、真皮微循环的状况等有关。皮肤基础护理美容是一个循序渐进的过程，应遵循"皮肤生命周期"（角质层细胞替换需要约 28 天），必须持之以恒，不能操之过急。

化妆品造成的皮肤问题

随着美白、抗皱、祛斑等各类化妆品使用增多，化妆品不良反应的发生率也明显增加，包括接触性皮炎、光感性皮炎、皮肤色素异常、痤疮等。其中化妆品接触性皮炎的发生率最高，主要原因是化妆品本身的刺激或使用者对化妆品中的成分如香料、防腐剂等过敏；另外，长期使用含有重金属的化妆品可导致皮肤色素沉着，更不用说劣质化妆品中铅、汞等重金属超标带来的危害。表现为接触部位出现红斑、丘疹、水肿、水疱、糜烂、渗液、结痂等，以及瘙痒、灼热或疼痛。一旦出现这些症状，应立即停用化妆品，不要擅自使用带激素类的药膏，如若症状不缓解，建议到正规医院的皮肤科进行治疗。

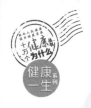
如何让化妆品成为美丽的助攻

首先是正确的皮肤护理，避免化妆品不良反应的发生；避免过度清洁，保护角质层皮肤屏障；化妆品选择时要先了解自己的肤质，比如油性皮肤如果选用油包水型化妆品，可导致皮肤皮脂排泄障碍而形成黑头、粉刺及丘疹，或继发感染形成脓疱；同时做好化妆品成分功课，选择适合的化妆品。

其次是做好防晒，紫外线对皮肤伤害很大，导致皮肤晒黑、晒伤、色素沉着、色斑加重以及光老化。预防效果大于治疗，物理防晒和化学防晒均是不错的选择。

最后就是保持心情愉悦，良好的心态对人体免疫功能有着积极的促进作用。

（殷　悦）

21. **小朋友**可以用妈妈的 **护肤品**吗

小花今年上小学了，看到妈妈用护肤品就吵着要用。但是妈妈总说，小孩子不能用大人的护肤品。小花觉得妈妈是骗小朋友的，哭着吵着要用，妈妈感觉非常苦恼。那么，小朋友能用妈妈的护肤品吗？我们的答案是：不能。

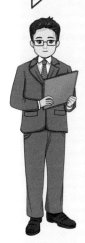

专家说

为什么儿童不能用成人的护肤品

首先，人在每个年龄段的皮肤特点不同。相对于成人，儿童的表皮屏障功能不完全、真皮纤维结构不成熟、黑素细胞功能低下、皮脂腺和汗腺分泌功能不完善。儿童皮肤的含水量和经皮失水量均高于成人，处于高含水高失水的状态。在青春期前的儿童，相较于其他年龄段皮肤更干燥，因而需要油度较大的润肤剂，加强保湿。而青春期的儿童和成人，通常皮脂分泌旺盛，容易患痤疮，需要控油。

其次，成人护肤品和儿童护肤品的成分不同。成人护肤品更注重功效性，常常添加美白、抗老、修护等功能成分。儿童的皮肤屏障不完整，护肤品的成分越复杂，发生过敏反应的概率就越高。

综合来讲，儿童皮肤薄容易干燥，皮肤屏障功能差对外界环境比较敏感。而成人护肤品成分较为复杂，因此，不建议儿童使用成人护肤品。

儿童应该选择什么样的护肤品？

挑选儿童护肤品，首先应遵循3个标准：①配方精简；②功效简单；③安全性高。其次，根据不同的年龄段，不同的皮肤特征选用不同特性的护肤品。

◆ 婴幼儿及学龄前：皮肤屏障及肝肾代谢功能不完善、皮肤 pH 接近中性，皮肤呈现高含水高失水状态，容易干燥。护肤品应该以清洁和保湿为主，选用接近自身皮肤 pH 的沐浴露、物

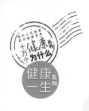

理防晒产品以及天然植物油脂类的润肤剂。避免添加高致敏防腐剂、香精、香料的产品。

◆ **青少年**：皮脂分泌较多，容易出现痤疮。皮肤护理应以清洁、抗炎、保湿为主。

总之，儿童应选择配方精简，效果单一，安全性高，刺激性低，温和的护肤品，而不应该混用成人护肤品。

（闻晶晶）

关键词

男性 护肤品

22. 男性专用护肤品
是智商税吗

随着男士对自身形象要求的提升，过去十多年，男性专用护肤品逐渐走入公众视线，护肤品专柜中也多了一片男性专属护肤品的天地。这些五花八门的男性专用护肤品也并非全都是噱头，其成分上存在差异。那么，男性专用护肤品是智商税吗？

男性专用护肤品的出现为男性护肤提供了思路，并不是我们常规认识中的智商税，它们会更适用于大多数男性的肤质和护肤需求。

男性护肤与女性护肤有差异吗

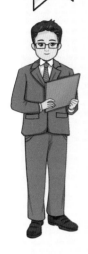

男性与女性的肌肤差异使得男性有着不同的护肤需求。男性肤色往往较女性深，这是因为男女皮肤颜色色素比例的不同，男性肌肤含有更多的黑色素，也有更多的红色调和较少的黄色调。由于男性皮肤更厚而较少受到 UVA 的伤害，同时面部毛发的光保护作用使得光老化情况更少。众所周知，男性皮肤皮脂腺分泌较女性更加旺盛，因此不同于女性繁杂的护肤步骤，男性护肤的侧重点在于清洁与保湿。

如何选择男性清洁产品

男性肌肤有着更为丰富的皮脂腺结构，尤其是在面部皮肤，这意味着男性洗面奶必须更有效地去除皮脂。为避免成为"油腻男"，男性洗面奶以皂基型为主，以达到清洁力强的作用，这种洗面奶刺激性较女性使用较多的氨基酸洗面奶更强一些。常见的皂基洗面奶成分中含有硬脂酸、月桂酸、氢氧化钾等，有部分成分较温和洗面奶会加入少量氨基酸表面活性剂，而针对大油皮的男士还有的洗面奶中加入了常用于洗发水的月桂醇硫酸酯钠（SLS），达到清洁、去脂最大化，相应其刺激性也是最强。男性的面部皮肤 pH 相对女性较低，因此对碱性洁面成分的耐受性会更好。去除皮脂还能够维持皮肤正常微生物群，减少痤疮丙酸杆菌及马拉色菌的成长，前者是导致面部大片痤疮的元凶，后者会导致面部的脂溢性皮炎。

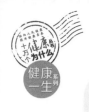

关键词

眼霜　眼周皮肤　年轻

如何选择男性保湿产品

　　男性与女性皮肤结构的不同导致保湿需求也存在差异。男性干性皮肤市场要小得多，这是由于在睾酮影响下男性皮脂分泌得更多，使得皮肤更加滋润。针对男性保湿，最受欢迎的润肤剂是二甲硅氧烷，它可以以爽肤水、须后水、保湿霜等形式滋润肌肤。爽肤水可以提供一层薄薄的二甲硅氧烷，以减少面部皮肤的紧绷感。剃须后专用乳液（须后水）可能含有少量酒精，以减少与剃须相关的浅表细菌感染所致的丘疹或脓疱，并含有二甲硅氧烷，用来润滑皮肤减少鳞屑和舒缓刺激后的皮肤。

　　在这里也希望更多的男性能够根据自身肤质选用适合自己的男性专用护肤品，获得健康肌肤。

（高尧颖）

23. 中青年人
如何正确使用眼霜

　　夏女士是个职场女性，平日里不仅要完成繁重的工作，还要照顾正在上初中的孩子，忽视了自身的皮肤保养，最近和老朋友聚餐时朋友说："呀，你看着怎么感觉老了这么多，还是得涂涂眼霜呀。"此刻才惊觉自己的眼角早已布满干纹细纹，眼下还青黑一片。夏女士很困惑，中青年人是否需要使用眼霜呢？我们的回答是：有必要选取一款合适的眼霜让眼睛"年轻"起来。

认识眼周皮肤的特点

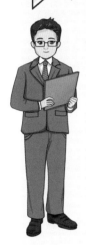

为选择一款合适的眼霜，首先我们需要来认识眼周皮肤特点。眼周皮肤较面部其他部位的皮肤来说更薄、易疲劳、易干燥、血管丰富。眼周皮肤只有面部皮肤的 1/5~1/3。人每天眨眼超过 2 万次，眼周皮肤在如此高强度的牵拉运动下，便很容易形成细纹。并且眼周皮脂腺不够发达，缺少皮脂的保护，眼周皮肤容易缺水干燥形成干纹。同时如果血液循环受阻，更容易出现黑眼圈和浮肿等问题。虽然眼周皮肤较面部皮肤脆弱，但它们却面临同样甚至更严峻的考验，因此，必须合理保养才能拥有明亮双眸。

中青年人更推荐使用多功效眼霜

对于中青年人的眼周状态来说，推荐选一个具有综合实力的眼霜，除必要的保湿外，也应该注重抗衰老，消水肿甚至缓解眼周纹路。

接下来简要列举一些眼霜中常见的有效成分。

保湿	透明质酸（玻尿酸）、角鲨烷、维生素 E
抗衰老	维生素 A（视黄醇）、玻色因、胜肽、二裂酵母提取物
美白提亮	维生素 C、烟酰胺、熊果苷、曲酸
黑眼圈（血管型）	咖啡因、维生素 K

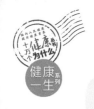
眼霜使用手法很重要

　　洁面净手后，用指尖取适量眼霜，两手指尖相对，轻轻地将眼霜在指尖揉匀，随后点在眼眶周围，包括眉毛和太阳穴，用中指和无名指轻按眼眶，舒缓眼部组织；由鼻梁处开始，用两指轻柔地按压眼睑，由内眼角按转至眼尾；从外眼角开始，用中指轻柔地按压眼睑，由眼尾按至内眼角。前面我们说过眼部皮肤薄，手法过重更容易增加眼部细纹，当肌肤有了微弱的刺痛感时，就说明肌肤受损了，此时就要迅速停止。

健康加油站

　　黑眼圈主要分为血管型、色素型、结构阴影型和混合型，熬夜和衰老都会加重血管型黑眼圈。

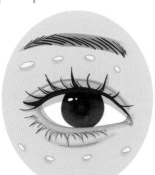

正确的眼霜覆盖区域

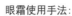
眼霜使用手法：

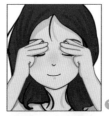
①

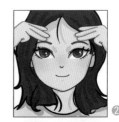
②

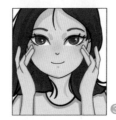
③

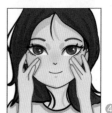
④

（申　晨）

24. 敷完面膜皮肤很好
是**暂时**的吗

关键词

听说有女明星"一年敷面膜 700 多张",我也偶尔敷一敷面膜,敷完之后确实感觉皮肤变好了,这种效果是暂时的吗?是的。敷面膜属于一种密集护理手段,它带来的效果是暂时的,同时,不建议过于频繁使用面膜。

面膜 补水 保湿 美白

为什么敷完面膜会感觉皮肤变好

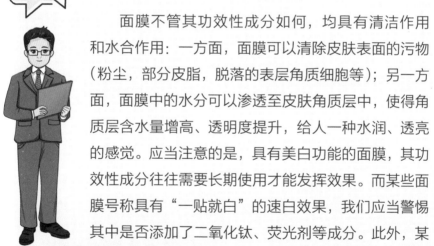

面膜不管其功效性成分如何,均具有清洁作用和水合作用:一方面,面膜可以清除皮肤表面的污物(粉尘,部分皮脂,脱落的表层角质细胞等);另一方面,面膜中的水分可以渗透至皮肤角质层中,使得角质层含水量增高、透明度提升,给人一种水润、透亮的感觉。应当注意的是,具有美白功能的面膜,其功效性成分往往需要长期使用才能发挥效果。而某些面膜号称具有"一贴就白"的速白效果,我们应当警惕其中是否添加了二氧化钛、荧光剂等成分。此外,某些面膜违规添加了糖皮质激素,也可短期内使皮肤细腻,白里透红,但长期使用可能会造成激素依赖性皮炎。

面膜使用频次为多少合适

一般来说,可根据皮肤类型、皮肤状态、面膜类型及面膜成分,来决定面膜的具体使用频次,但应当注意避免过度使用面

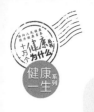

膜。对于面贴膜而言，一般每周 1~3 次，每次 15 分钟即可。盲目地增加面膜的使用频次或时间，可能会破坏皮肤屏障或引起水合性皮炎。

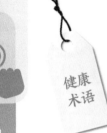

关键词

护肤 化妆

激素依赖性皮炎

是指面部长期外用糖皮质激素治疗皮肤病或使用含糖皮质激素护肤品／化妆品，导致皮肤形成依赖，一旦停用又出现新的炎性皮损。

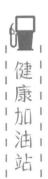

健康加油站

面膜种类多种多样，根据产品形态，可分为：面贴膜、膏状面膜、粉状面膜、撕拉式面膜等，根据添加的功效性成分不同，其功能包括清洁、保湿、美白、抗皱、舒缓等。

（朱今巾）

25. 护肤完不能**立刻化妆**吗

小芳因为工作需要每天都必须化妆，平时上班时间紧，早上护肤完都是立刻化妆，闺蜜知道后赶紧提醒她："刚做完护肤可不能马上化妆，否则容易长痘！"小芳有些不解，护肤完不能立刻化妆吗？我们的答案是：不能。

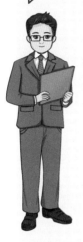

护肤完立刻化妆不可取

刚做完皮肤护理后，由于液体蒸发，毛孔处于张开状态，此时如果直接化妆，一方面护肤品会对彩妆造成稀释，影响上妆效果；另一方面，在毛孔开放状态下上妆有可能导致化妆品直接进入毛孔，造成毛孔堵塞形成粉刺，或由于局部刺激产生过敏症状。另外，对于一些敏感肌或屏障受损的皮肤，在毛孔大开状态下，彩妆的一些化学成分更易进入皮肤屏障导致过敏，出现红斑、瘙痒甚至糜烂、渗出。

护肤后间隔时间太久化妆也不好

做完皮肤护理之后也不应该等待太长时间后上妆。由于皮肤自身代谢，随时间延长，皮肤表面的油脂、汗液等逐渐增多，加上环境中的空气污染物附着、表面接触物残留等，会破坏皮肤的清洁状态，此时如果上妆，不仅容易将这些污染物长期覆盖在皮肤上，带来过敏、长痘等风险，还会影响妆面的服帖效果。所以，护肤后如果间隔很久才化妆，最好再次洁面、护肤后上妆。

护肤和化妆的正确顺序是怎样的呢

◆ 用洗面奶或清水清洁面部皮肤，洗去面部皮肤的油脂和污垢。

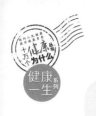

关键词

化妆 皮肤吸收 过敏

健康加油站

◆ 洁面之后先用爽肤水轻按面部和颈部，然后涂抹乳液或者面霜滋润肌肤，可根据不同皮肤类型选择不同护肤产品。

◆ 大约 10 分钟之后，当护肤品基本吸收，皮肤表面没有那么黏腻时，就可以上妆，此时上妆对于护肤效果和化妆效果都是最优的。

粉刺分为白头粉刺和黑头粉刺。黑头粉刺是由于不完全的毛孔堵塞时，毛孔内的油脂与空气接触氧化变黑形成；而毛孔完全堵塞后其内容物无法与空气接触，在皮肤表面轻微隆起一个白色丘疹，称为白头粉刺。如果粉刺受到不当的挤压，就有可能出现炎症反应形成脓疱甚至囊肿、结节，也就是我们熟悉的各种痘痘。

（周诺娅）

26. 每天化妆
会**伤害皮肤**吗

小丽是一个爱美的女孩，每天出门都会化妆，最近小丽发现脸上开始长痘痘，妈妈说肯定是因为她每天化妆导致皮肤变差，小丽开始担心，每天化妆会伤害皮肤吗？我们的答案是：只要方法得当，是不会的。

皮肤可以吸收化妆品吗

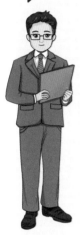

皮肤是身体最外层的保护屏障，由多层组织构成，最上面是由死细胞构成的角质层，角质层坚实、紧密，能有效防止微生物、有害化学物质的入侵。在角质层的表面，还有一层由细胞分泌的脂肪酸、氨基酸及其他物质构成的薄膜，所以皮肤具有不透水性，它既可以防止水分浸透，也可以防止体内水分的流失。在正常情况下，化妆品中的各种成分是不会被皮肤轻易吸收的。

化妆导致皮肤变差的原因到底有哪些呢

◆ 共用化妆工具

化妆工具都是直接接触产品和皮肤的，两个人的肤质、皮肤表面菌群都是不一样的，如果经常共用一套化妆工具的话会实现"细菌共享"，那对皮肤又是一种隐形伤害。

◆ 成分过敏

皮肤过敏通常是由于化妆品中的某些成分（香精、色素）引起的，它们会对皮肤细胞产生刺激，从而发生炎症反应。如果用了一款新的化妆品，发现脸上发红、痒、肿等，那么就赶紧停用这个产品。停用后皮肤恢复了，那就可能是对这款化妆品过敏了。

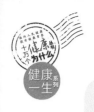

◆ 卸妆、清洁不到位

日常没有做好"基础清洁"，再加上"卸妆不彻底"，就容易导致彩妆残留。残留物质对皮肤细胞产生慢性刺激，也可能激发炎症，甚至出现炎症后色素沉着。在卸妆产品上，很多人都觉得用卸妆油会闷痘，但是事实上油能够更有效地溶解彩妆，而且遇到水就会乳化，能更好地清洁毛孔内的油脂。

◆ 底妆问题

通常粉底中会含有二氧化钛、云母、滑石粉或者硅等成分，这些成分有致痘、致敏风险；且越滋润的粉底液／霜添加的油脂会更多，加上自身是油性或痘痘肌，使用后更容易堵塞毛孔，激发炎症，从而导致痘痘的产生。若化妆后脸上出现了痘痘、闭口或者黑头增多的情况，这时候需要检查下我们用量最多的底妆产品。

◆ 过度摩擦肌肤

很多女生在上妆的时候，为了追求快准狠，不管是用柔软的刷子还是用手指，手法都很"粗暴"，注意！过度摩擦肌肤也会伤害到肌肤。

（兰佳佳）

27. 效果**立竿见影**的
护肤品能使用吗

小倩是个时尚的女孩，平时喜欢看各种护肤博主的"种草"，面对"博主压箱宝""美白猛药""护肤王炸""适合急性子"这类宣称可以立刻见效的美容护肤产品，她总是抵挡不住诱惑，想要买来试试。朋友提醒她："网红护肤品很多都有副作用的，不能随便用！"小倩又有点犹豫了，这些效果立竿见影的护肤品到底能用吗？我们的建议是：需要谨慎选择适合自己的护肤品。

专家说

真的有立竿见影的护肤品吗

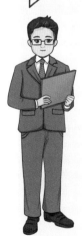

这取决于你对"立竿见影"的理解和你的皮肤问题。皮肤由表皮、真皮、皮下组织、皮肤附属器组成，正常皮肤表皮的代谢周期约为 28 天，这 28 天是怎么来的呢？表皮由深至浅分别为基底层、棘层、颗粒层、透明层、角质层，基底层具有"活力"的角质形成细胞逐渐上移至颗粒层需要 14 天，从颗粒层上移至角质层并脱落又需要 14 天，所以皮肤表皮的整个更新过程共需要 28 天。倘若你的皮肤问题仅仅局限于表皮，且认为 28 天见效即为立竿见影，那也许你真的能找到你的"护肤王炸"。然而，事与愿违，大多数的皮肤问题波及皮肤多个层面甚至涉及人体多个系统，如最常见的痘痘，学名痤疮，是一种毛囊皮脂腺单位的慢性

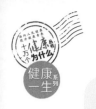

炎症性皮肤病，主要是由于毛囊堵塞，皮脂腺分泌的油脂无路可去，皮肤表面的痤疮丙酸杆菌"占风使帆"，引起剧烈炎症反应，并发展至皮肤深处甚至皮下。如若让医学研究者们研发出一种能在短短几天或者十几天拯救痘友们于"水深火热"之中的终极版"护肤王炸"实属为难。

效果立竿见影的护肤品真的能用吗

当然，市面上确实存在一些"护肤品"能解你燃眉之急，然而很多产品短时间内遭受"啪啪打脸"，是什么让这些能解燃眉之急的产品迅速"垮台"呢？无非不是成分的违禁添加，比如激素，是皮肤科常用的抗炎"猛药"，在短期内"麻痹"皮肤的炎症免疫细胞，击退皮肤炎症反应。然而，一旦停用，炎症免疫细胞会迅速"卷土重来"，皮肤科医生们都需小心谨慎地把握其使用时机、治疗时长以及减药、停药方案。倘若这令人谈及色变的激素添加在日常护肤的产品里，其副作用只会让我们卷入下一场皮肤"大作战"中。

如何少交"智商税"，找到适合自己的护肤品呢

首先，存在严重皮肤问题的朋友们，一定要及时到正规医院就医，遵医嘱，还美貌！其次，购买护肤品之前，可在化妆品监管官网查询产品的备案编号、生产批号以及成分，确定安全再下单，为自己的皮肤保驾护航。总而言之，理性"种草"，科学护肤，才能让美貌"可持续发展"。

（李　延）

28. 黄褐斑、雀斑、老年斑
有什么区别

关键词

黄褐斑　雀斑　老年斑　防晒

小美怀孕后脸上长了很多褐色斑片，她很苦恼，不明白为什么自己脸上怎么就突然出现了这些难看的斑，明明吃穿住行和平时也没什么区别。那么小美脸上长的究竟是什么斑呢？我们的答案是：黄褐斑。

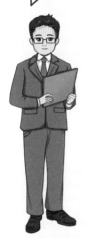

专家说

青春的礼物：可爱的小雀斑

雀斑常常从幼年（3~5岁）开始出现，随着年龄的增长及紫外线照射等而逐渐加深。本病具有一定遗传的倾向，父母如果有雀斑，孩子发生雀斑的概率将很高。另外，日晒是诱发及加重雀斑最重要的因素，因此，相对亚洲人来说，白种人更容易出现。该病常发生在鼻背、颧部，表现为褐色的小斑点，手背、颈肩部也可发生。

目前治疗雀斑的方法也比较成熟，可采用激光（皮秒激光或调Q开关激光）、强脉冲光（光子嫩肤）或果酸焕肤治疗，皮肤越白皙治疗的效果越好。但需要注意的是，治疗后仍很容易复发，避免暴晒和坚持防晒对雀斑的治疗以及预防复发至关重要。

中年的烦恼：斑中之王——黄褐斑

黄褐斑不是一种独立的疾病，在亚洲女性中的发病率更高。它和很多因素有关，比如肝病患者伴有黄褐斑，可称为肝斑；面颊部对称分布的斑片又称为蝴蝶斑，妊娠期妇女则称为妊娠斑。其病因不清楚，目前认为遗传、紫外线照射、口服避孕药、妊娠等都可能会引起或加重黄褐斑。

该病主要表现为颧部突出部分、前额、鼻背、上唇以及下颌等日晒暴露部位出现褐色斑片，境界比较清楚。治疗上，如月经量正常可口服药物（氨甲环酸、维生素 C 和维生素 E）联合外用药物（0.05%~0.1% 维 A 酸 + 氢醌乳膏），同时可联合果酸剥脱治疗以及光子嫩肤治疗，大多经治疗后颜色逐渐变淡，甚至完全消退。

需要强调的是，避免日晒以及使用防晒霜不仅可以改善病情还可以预防复发，也要避免精神紧张、情绪不佳、生活不规律以及长期过度劳累等可能的诱发因素。

皮肤老化的开始：老年斑

老年色素沉着又称老年斑，是中年以上人群很常见的一种良性皮肤斑块，有明显的遗传倾向，也是皮肤经长期日光暴露引起光老化的表现，因此平时户外活动较多的人尤其常见这种皮肤改变。通常发生范围比较广，一般在前额、手背、面部都可以出现，躯干及四肢也可出现。治疗上，可根据皮损的厚度等采用强脉冲光（光子嫩肤）、皮秒激光治疗、二氧化碳激光祛除等。

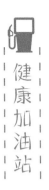

不管是雀斑、黄褐斑还是老年斑，都和日晒关系密切。减少日晒、必要时选择合适的防晒霜是预防其形成及复发的重要手段。

（张亚敏）

29. **色斑**都用激光治疗吗

何女士自从生了小孩以后，近几年脸上长了好多斑。最近她和身边的姐妹聊天时提起自己想到医院做激光把脸上的斑斑点点全都去掉。闺蜜却说："你脸上的斑可不能用激光，会越长越多的。"何女士有些担心，色斑是否都可以用激光祛除呢？我们的回答是：色斑并不都用激光治疗。

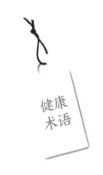

健康术语

炎症后色素沉着

是继发于各种物理刺激、化学刺激后皮肤出现程度不同的颜色加深。

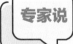 **专家说** **色斑治疗方法要选对**

由于遗传因素、内分泌异常或者皮肤累积日晒等刺激增多，面部会出现很多斑斑点点，爱美人士喜欢选用激光治疗。但是激光只是治疗色斑的一种方法，

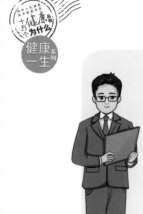

部分色斑也可以通过药物改善。此外，也并非所有的色斑都适合激光治疗。因此，想用激光治疗色斑的时候，一定需要先对色斑进行专业的诊断，挑选合适的进行激光治疗。

哪些斑适合激光治疗

激光治疗对很多色斑来说，是最简单有效且快速的方法，例如于雀斑、老年斑、咖啡斑、太田痣、褐青色痣等，疗效明确且安全。激光具有选择性，不会损伤周围的皮肤组织，瞬间照射出的激光可以把皮下色素颗粒击碎成细小颗粒，随着身体新陈代谢和淋巴循环排出体外。经过数次的治疗，能对色斑达到清除的目的。

但对于活动期的黄褐斑、外伤后的色沉，则建议先通过严格防晒，或口服药物来缓解。不合适的激光治疗常常会刺激皮肤，带来更严重的色素沉着。

激光祛斑后需要注意什么

激光祛斑治疗一般安全性好，常见的副作用是治疗后局部结痂，轻度红肿及疼痛。这些不良反应常持续 5~7 天。因此，术后 1 周，建议局部适度冷敷，避免感染；术后 1~2 个月注意防晒，避免诱发炎症后色沉。

（杨　井）

30. **晒伤后**的皮肤
该怎么处理

小丽去海边玩了一天，忘了防晒，回去以后脸和脖子上都是红红的一片，感到火辣辣的刺痛，然后只用冷水洗了一下，第二天发现后颈部皮肤已经长水疱了。大家说小丽晒伤以后的处理措施正确吗？我们的答案是：正确，但还不够。

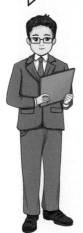

怎么判断自己是否晒伤

夏日阳光毒辣，不管是户外出游，还是军训拉练，如果没有做好防晒措施的话，一不小心皮肤就被晒伤了。发生晒伤后每个人的表现是不一样的，这取决于暴晒时间、紫外线强度以及个人体质等因素。

大部分人在晒伤后仅表现为暴露部位发红，轻微肿胀，伴有紧绷、灼热、瘙痒感。如果局部皮肤红肿后出现了水疱或者大疱，说明此时晒伤已经较为严重。当发生恶心呕吐、发热 / 发冷这种全身不适症状时，说明已经重度晒伤。发生晒伤后一定要及时处理，防止症状加重。

晒伤后第一时间该做些什么

应该迅速脱离暴晒环境，前往阴凉场所，然后尽快使用冰块或冰镇过的湿毛巾冷敷 10~20 分钟，多重

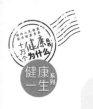

复几次，以局部降温，使原本扩张的皮下毛细血管收缩，阻止局部炎症反应的加剧，并缓解灼热感和刺痛。

另外，可使用以芦荟为基础的凝胶、维生素 E 乳膏等进行补水保湿，也可局部外用炉甘石洗剂和 / 或糖皮质激素软膏，皮肤症状严重者可用 3% 硼酸溶液湿敷，以达到抗炎目的，缓解皮肤充血肿胀、疼痛等不适感。记得多喝水，补充暴晒时经皮肤丢失的水分，防止发生脱水休克。

如果长水疱了需要注意什么呢

首先，应避免弄破水疱，保持皮肤清洁，减少衣物对皮肤的摩擦，防止水疱破裂形成糜烂面，导致皮肤屏障缺失，进一步继发感染，延缓愈合。其次，如果水疱不小心发生破裂，则可用生理盐水小心清洗，然后用湿敷料覆盖，如用生理盐水或凡士林浸湿的纱布，如果引发了感染可使用夫西地酸乳膏、红霉素软膏等。

感觉恶心呕吐、发热 / 发冷该怎么办呢

当发生恶心呕吐、发冷发热等全身不适症状时，说明可能已经中暑，此时上述简单的处理措施就已经不足够了。首先要适当饮水，一般可口服抗组胺药、维生素 C、非甾体抗炎药，甚至系统应用糖皮质激素。当晒伤达到此级别时不建议居家自行处理，应及时前往医院就医，防止症状进一步加重。

（董励耘）

31. 如何治疗痤疮后留下的**痘坑**

关键词

痘痘　痘坑　修复

小美几年前脸上长了许多痘痘，随着年龄增长，痘痘逐渐不再增多，但是原先长痘的地方留下了一些明显的痘坑，影响了面部的美观，小美很是头疼。不过妈妈说："这些瘢痕不用担心，过段时间自然就会消退了。"小美有些疑惑，痘坑是否需要正规治疗呢？我们的回答是：需要正规治疗。

为什么会出现痘坑

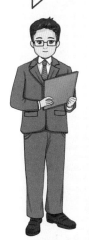

痘坑是长痘后遗症。早期的痘痘，是在毛囊中发展。先是皮脂腺的油脂分泌过于旺盛、清洁不彻底等原因，引起了毛孔堵塞，油脂无法及时排出，细菌开始在毛囊内大量繁殖，身体启动防御系统，在毛囊内和细菌展开激战。如果细菌被消灭，毛孔疏通，毛囊内的废物排出，肌肤就可以恢复正常。但是如果痘痘没有及时消退，皮肤发生明显炎症，或者外力挤压，造成皮肤组织破坏，则会导致痘坑形成。痘坑是机体对组织损伤产生的一种修复反应，当皮肤的损伤深及真皮，或大面积的表皮缺损由真皮成纤维细胞、胶原以及增生的血管取代，就会出现痘坑。

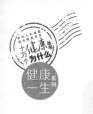

痘坑应该如何修复平整

首先，有痘先治痘，否则你刚刚改善的痘坑就要被新的痘痘占领啦！

其次，不长痘了，痘坑也定型了，可以开始着手痘坑修复治疗。治疗痘坑的方法很多，到底哪种比较靠谱？哪些是忽悠呢？对于已经成型的痘坑，修复起来非常困难，靠涂涂抹抹，基本上没有任何作用。常用的治疗痘坑的方法包括：点阵激光、化学剥脱、微针、填充等，由于通常存在不同类型的瘢痕，所以组合疗法会比单一疗法更有效。

不同的治疗方法有哪些区别呢

点阵激光：点阵激光是痘坑修复有效的治疗方法之一，被称为"痘坑终结者"。点阵激光是基于局灶性光热作用，激光光束作用于皮肤形成微热损伤区，而光束周围组织没有损伤。这是一个热损伤与损伤后修复的过程，可以促使真皮组织再生、新的胶原纤维合成、胶原重塑，从而起到修复痘坑的作用。

果酸换肤：果酸可促使老化角质层脱落，加速角质细胞及少部分上层表皮细胞的更新速度，促进真皮层内弹性纤维增生，对浅层痘印和色素沉着有较好疗效，也能改善毛孔粗大，皮肤会变得比原来细腻白净。

微针疗法：微针在皮肤表面刺出密密麻麻的小孔，可以促进一些具有修复效果的成分顺利进入肌肤。另外，微针可以造成真皮层损伤，真皮层受到轻微伤害后，会启动自我修复功能，促进胶原蛋白生成，修复痘坑。

填充治疗：通过玻尿酸、胶原蛋白或自体脂肪的填充，使痘坑部位修复平整。

总的来说治疗痘坑常见的方式就是以上这几种，但不建议大家自行判断，因为痘坑的等级、严重程度状态的评判对于治疗的选择非常重要，多是需要根据每个人不同的情况来制订治疗方案，建议大家到正规的医院进行皮肤检测而定。

（杜虹瑶）

32. 如何治疗恼人的**腋臭**

夏季到来气温升高之际，腋下的气味也越来越重，日常生活和社交非常不自在，这让许多人十分懊恼。这种疾病可以治疗吗？当然可以。

为什么会发生腋臭

腋臭表现为双侧腋下散发出难闻气味，多在青春期发病，与遗传有一定的关系。腋臭，其实也是一种局限性臭汗症。我们人体腋窝区存在三种汗腺：小汗腺、大汗腺及大小汗腺。其中小汗腺分泌大量清澈、无味的汗液；而大汗腺则会分泌少量乳白色浓稠汗液，该分泌物被腋窝皮肤表面的定植菌分解后产生刺激性

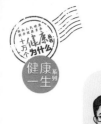

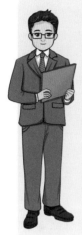

气味的氨气，这就是臭味的来源；大小汗腺兼具小汗腺及顶泌汗腺的功能。

腋臭有哪些治疗方法

腋臭主要与细菌降解顶泌汗液有关。因而治疗可以局部用药减少细菌定植，还可以减少汗液分泌从而减轻气味。破坏或者抑制顶泌汗腺的功能均可减少其分泌汗液。可以采取手术和非手术方式。手术需要切开皮肤，破坏腋窝的腺体，现在常采取小切口手术减少瘢痕形成。此外还有微波治疗、射频微针、激光治疗和肉毒毒素注射等无创治疗方式。其中肉毒毒素选择性地作用于周围神经末梢，从而抑制汗腺的分泌。一般只能维持 4~6 个月，需维持注射，但是操作简单无创伤。

如何选择最佳的治疗方法呢?

根据腋臭严重程度，国内外专家已做了分级处理，不同分级应对不同的治疗方案。

0 级：在任何情况下，都无法闻到臭味。

1 级：剧烈活动后，仅自己才能闻到轻微臭味。

2 级：轻微活动后，在 30cm 内可闻到较强烈臭味。

3 级：休息状态下，30cm 外可以闻到强烈臭味。

其中非手术治疗（射频微针疗效最优）适用于：①0、1、2级腋臭；②汗腺处于生长期的青少年；③生活忙碌、无时间休息及无法接受切口瘢痕的患者。手术治疗适用于：2、3 级腋臭患者且有一次性根治的意愿，首选小切口剪切法。联合治疗效果更优：如小切口剪切法 + 肉毒毒素皮下注射法。

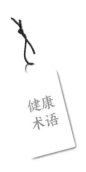
顶泌汗腺

又称大汗腺，主要分布在眼睑、外耳道、腋窝、乳晕和乳头、脐周和肛门生殖器区域。

（吴明顺　王秀丽）

关键词

色素痣　手术切除　激光治疗

33. **祛痣**应当做激光治疗还是手术切除治疗

小美面部长了好些黑色的痣，看上去总是斑斑点点不干净，听说激光治疗可以点掉，她也有些心动，但是电视里又说有人点痣得了黑色素瘤，这是不是演戏骗人？祛痣应当做激光还是手术切除治疗？答案是：首选手术切除。

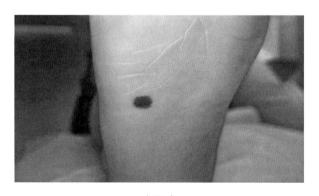

交界痣

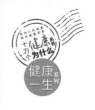

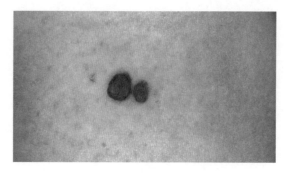

皮内痣

什么是色素痣呢

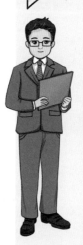

我们常说的色素痣是痣细胞痣，常包括交界痣、皮内痣和复合痣。交界痣是不突出表皮的黑色或棕色斑片。皮内痣常为皮色或浅棕色的突出皮肤的丘疹。复合痣可以为棕色或黑素丘疹。色素痣的发病与年龄和遗传因素有关，一些是出生就有的，有些在儿童期和青年期出现，尤其青春期色素痣数量会迅速增加。

什么样的色素痣须手术切除呢

①最近有无体积突然增大呢？②有无颜色加深呢？③表面有无出现破溃糜烂、反复感染呢？④有无自觉疼痛或瘙痒呢？⑤色素痣是否位于掌跖等易受摩擦部位呢？⑥直径是否大于 0.5cm 呢？

如果出现以上一项或多项，那么您需要慎重及早行手术切除。

激光如何治疗色素痣？有什么不良反应呢

激光治疗是利用高温或光热作用去除含色素颗粒的痣细胞。而与手术能完全切除病灶相比，激光治疗虽然避免了手术创伤，但治疗后复发率和瘢痕形成风险较高。色素痣复发，主要是由于治疗过浅，未彻底清除痣细胞，或深层痣细胞不能完全被激光破坏，从另一方面讲这些残留的痣细胞可能会刺激产生不好的突变，是有一定风险的。

祛痣到底是激光治疗还是手术切除好呢

由于肉眼看色素痣有可能会误诊，您也无法判断它是良性的还是恶性的。而手术切除联合组织病理学检查则既可以观察色素痣是否完整切除，还可以判断皮损的组织学分型和良恶性，这对色素痣的治疗和预防复发至关重要。因此，首选手术切除是根治色素痣最为安全的方式。

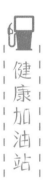

健康加油站

色素痣的重要性在于和黑色素瘤的相关性，部分黑色素瘤与色素痣残留有关。色素痣数目增多提示黑色素瘤风险增加。

（吴明顺　王秀丽）

34. **日常劳作**如何
保护皮肤

皮肤是人体和环境直接接触的器官，日常劳作中皮肤所处的环境比较复杂，该如何护理我们的皮肤呢？这个跟日常工作的性质有关，

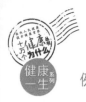

例如户外工作者和办公室工作者护肤策略不同。

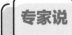 **户外工作者如何保护皮肤**

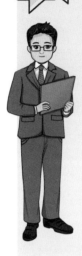

说到户外工作者我们首先想到的就是皮肤粗糙、黝黑的形象。这最重要的原因就是紫外线暴露，那么如何保护皮肤呢？

◆ 做好防晒措施

长时间地将皮肤暴露在日光下，过量的紫外线照射会使皮肤变黑、光老化，更有甚者还会引发皮肤癌。首先，不要长时间无遮挡暴晒。其次，要做到充分有效的防晒，可以通过穿衣、戴帽等物理方式防晒，也要加强防晒产品外用来保护皮肤。

◆ 选对护肤品

每个人的肤质不同，即使是同一个人，不同部位的肤质也不尽相同。假如本身是干性皮肤，错用了具有控油作用的护肤品，就会让脸部感觉越来越干燥。所以在购买护肤品之前，一定要搞清楚自己的肤质，选择正确的护肤产品。

◆ 认真洗脸

大量出汗容易导致肌肤过敏，这是因为劳作时皮肤毛细血管呈扩张状态，大量出汗，而呈酸性的汗液会伤害表层肌肤。当油脂、杂质与汗液混合在一起时，容易堵塞毛孔。因此，在进行劳作后进行面部清洁，不仅可以带来更舒适畅快的工作体验，也能更好地保护皮肤。

◆ 注意劳作之后的皮肤护理

劳作后大约 1 小时内，肌肤仍处于兴奋和高速代谢状态，还未做好充分吸收营养的准备，如果此时给肌肤补充大量营养品不仅不易吸收，反而容易造成负担。因此，劳作后建议先洗干净脸，然后给肌肤使用清爽的保湿产品，让肌肤充分镇静，可以在睡前进行深度护理，为肌肤补充更多营养。同时工作后，多食用蔬菜、水果、豆制品等碱性食物，可以消除体内过剩的酸，令肌肤更加光洁。

办公室工作如何保护皮肤

办公室工作者的护肤一样不容忽视，注意合理调节办公区的温湿度让肌肤处于舒适的环境。工作时建议空调温度不要调太高，会使空气干燥导致皮肤更加缺水，建议开加湿器，并适当通风。尤其是冬季皮肤本身就容易干燥更要注意。长时间在电脑前工作后，可以适当进行清洁和保湿工作，减少久坐和电脑辐射引起的皮肤暗沉等。

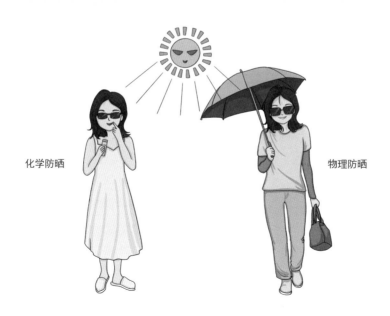

化学防晒

物理防晒

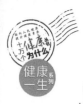

关键词

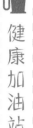

冬季护肤　皮肤干燥　瘙痒

健康加油站

防晒霜的防晒指数（SPF）是以具体数值表示产品防御中波紫外线的能力，是评价防晒化妆品保护皮肤避免发生日晒红斑／晒伤能力的防护指标。SPF值越大，防日晒红斑／晒伤效果越好。

（文　龙　王秀丽）

35. **冬天**如何保护皮肤

一到冬天，莫名其妙全身瘙痒，双手一沾水就干裂刺痛，时不时面部干燥发烫，耳廓红肿破溃，这是什么原因呢？冬天皮肤怎样才能护理好？最重要的就是保暖、保湿。

冬季容易出现哪些皮肤问题

◆ 皮肤干燥

干燥的出现是冬季气候变化在皮肤上产生的最直观影响，除此之外，室内取暖亦加速了皮肤表面的水分蒸发。轻度的干燥表现为皮肤表面粗糙、脱屑；重则可能影响皮肤屏障的调节功能，引起继发的皮肤疾病，如乏脂性皮炎以及银屑病的加重等。

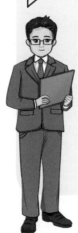

◆ 全身瘙痒

瘙痒症状常继发于皮肤干燥的基础上。湿疹、银屑病虽在四季均可发病，但在冬季其瘙痒加重，容易诱发皮疹加重。

◆ 面部泛红发烫

在寒冷的冬季，皮肤泛红发烫频繁出现，与室内外温度及湿度的急剧变化有关。温度变化能够刺激神经血管反应，舒张血管以及造成血管通透性增加，进而产生面部泛红表现。泛红发烫症状可能是敏感性皮肤状态及玫瑰痤疮的表现之一。

◆ 手足皲裂

皲裂最常发生在手足部位，表现为皮肤粗糙、增厚、开裂，伴有局部疼痛和出血，容易并发细菌感染。其主要诱因是冬季空气寒冷干燥，导致皮肤缺乏水分和油脂滋润，表皮角质层增厚并且失去弹性。

◆ 冻疮

冻疮常常出现在气温急剧降低且湿度较高时，可发生在四肢末端手指、足趾、下肢、大腿、鼻部和耳部等。初期为红色肿块，严重时可形成溃疡，继发感染等。皮疹恢复期可出现明显瘙痒。

冬季如何护肤

◆ 加强保湿

保持皮肤的水分是预防上述症状出现的关键，建议使用成分简单、不含香料的保湿霜及身体乳进行冬季的保湿，面部的保湿

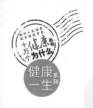

还可以辅以面膜、精华液等。

◆ 适度清洁

无论是面部还是身体的适度清洁对于冬季护肤都尤为重要。面部清洁建议使用温水洗脸，选用温和的洗面奶进行清洁。洗澡次数不宜过多，每周 2~3 次为宜，水温不宜过高。

◆ 不要忽视防晒

在冬季，温度的降低使我们常常疏忽对日光进行防护，但紫外线的存在使皮肤老化的进程依然发展。因而，冬季防晒也不能疏忽。

◆ 加强保暖

保暖对于冻疮、皮肤皲裂、荨麻疹的预防尤为重要，可以通过保暖衣物、取暖和适当减少房屋散热等实现。

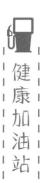

皮脂在皮肤屏障的维持中起着重要作用，其基本作用是滋润、保湿，同时其弱酸性也可以发挥一定抗菌作用。皮脂在皮肤表面构成皮脂膜，是皮肤的天然保湿霜。若缺乏皮脂，皮肤屏障功能会减弱。

（杨 晋 王秀丽）

36. **换季皮肤痒**怎么办

每当换季之时许多人就开始出现皮肤瘙痒，总是忍不住伸手挠痒，而且越挠越痒，甚至出现红疹。那么换季时为什么会皮肤瘙痒难受呢？又该如何让皮肤远离瘙痒呢？其实，日常护理非常重要。

专家说

为什么会出现皮肤瘙痒

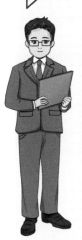

正常的皮肤表面有皮脂腺的开口，皮脂腺分泌会形成一层脂质屏障，这层屏障能够防止皮肤水分的过度蒸发，保持皮肤湿润、柔韧和光泽，同时还具有抗感染的作用。到了夏秋换季天气变冷的时候，气候变得干燥起来，人体皮肤上的皮脂腺分泌也会随之减少，尤其是老年人，皮肤呈老化退化性改变，使得皮脂腺分泌也随之减少，皮肤干燥，屏障功能减退，受到衣物摩擦皮肤就有可能感觉瘙痒。而在冬春换季时，随着气温回升，空气中花粉、尘螨以及动物毛屑等常见的过敏原增加，会刺激易感人群的皮肤。在这些因素的作用下，皮肤末梢神经发生异常兴奋，从而产生了换季时的皮肤瘙痒感。

如何避免或缓解皮肤瘙痒

◆ 穿棉质打底衣服：棉质衣服透气性和保湿性较好，对皮肤不会产生刺激。

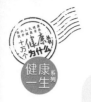
◆ 适当洗浴：洗浴次数应根据体力活动的强度、是否出汗和个人习惯适当的调整，冬季每周洗澡 2~3 次就够了，同时还需要注意的是避免烫洗，烫洗对于皮肤屏障的破坏会加重瘙痒，所以洗澡水温 40℃ 左右最为适宜。洗澡时间最好能控制 10~15 分钟以内为宜。

此外，建议洗澡时使用清水、简单的清洁产品，以清洁皮肤为目的，采用流动的温水淋浴为佳，避免用力搓揉。

◆ 加强皮肤保湿：冬季皮肤瘙痒是由于皮肤太过干燥所引起的，所以，建议每天（尤其是在洗完澡后）全身涂抹身体乳，锁住皮肤水分，保护皮肤屏障。

易感人群要避免接触易造成过敏的尘螨、花粉及动物毛屑等常见过敏原。

◆ 其他方面：冬季开空调室内温度不宜过高，可以用加湿器保持室内湿度，以减少皮肤水分的蒸发；饮食上要多吃含有维生素的食物，如动物肝脏、胡萝卜、禽蛋等，少吃辛辣刺激的食物；生活要规律，保持平和的心境。

哪些习惯会加重瘙痒？

◆ 不停搔抓：这会形成"越抓越痒，越痒越抓"的恶性循环，甚至导致抓痕、破溃、结痂，严重的甚至会继发细菌感染，引起皮肤增厚和神经性皮炎。

◆ 热水烫洗：表面上虽然可解一时瘙痒，但频繁的热水烫洗后，会使得人体表皮上本来就不足的皮脂膜变得更加少了，往往洗完澡反而觉得更痒了。

◆ 使用刺激性民间偏方：花椒水、辣椒水、大蒜液等外用或浸泡瘙痒皮肤往往导致红肿、水泡，继发刺激性皮炎等。

（文　龙　王秀丽）

37. 皮肤为什么会**衰老**

从"肤如凝脂，面如白玉"到"镜里惊衰态，眉间添皱纹"，随着岁月流逝，皮肤也会逐渐变得粗糙沧桑，人们不禁感慨皮肤为什么衰老？皮肤衰老主要是由遗传因素和环境因素共同作用的结果。根据作用机制不同，一般分为内源性衰老和外源性衰老。

什么是内源性衰老

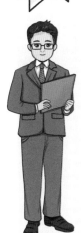

内源性衰老又称自然老化，人自打出生就开始生理时钟的流逝，每个人都必将经历自然衰老的过程。皮肤自然衰老是一个复杂的生物学过程，包括各种内在因素，例如 DNA、自由基、皮肤相关蛋白、线粒体损伤，端粒缩短等均能导致皮肤衰老。像我们即使常年被衣物遮盖未暴露于阳光下的大腿内侧皮肤，到老年时皮肤也开始变薄、干燥，出现细小的皱纹，出现出汗不足、皮肤干燥、对温度的敏感性增加、容易出现瘙痒，这些就是衰老情况下汗腺、皮脂腺和神经的功能退化所致，即皮肤的内源性衰老。

衰老　光老化　紫外线

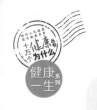

什么是外源性衰老

外源性衰老顾名思义就是外界环境因素导致的皮肤衰老，常见因素包括紫外线、吸烟、环境污染、温度过高或过低、睡眠不足、心理压力和不健康的饮食等。其中，最重要的就是阳光中的紫外线！所以俗话说，防晒做得有多好就决定着老得有多慢。当皮肤暴露于紫外线辐射后可发生氧化应激、炎症反应及免疫反应等，造成真皮的胶原蛋白和弹性纤维断裂、碎片化，同时还失去了原有的弹性，导致皮肤松弛和皱纹。此外，皮肤的黑素细胞、表皮细胞也受到损伤，皮肤出现色素不均、色斑（如老年斑）、毛孔粗大、质地粗糙、毛细血管扩张等光老化表现。皮肤光老化最严重的后果是出现皮肤肿瘤，例如基底细胞癌、鳞状细胞癌等。因此，预防及延缓皮肤光老化还有防癌的作用。

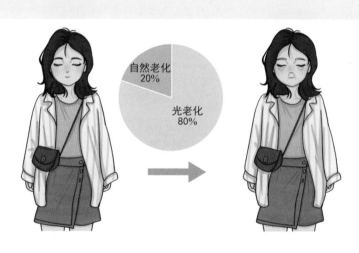

自然老化 20%

光老化 80%

端粒

是染色体末端的 DNA，被称为细胞的"生命时钟"，可保护染色体的完整性。细胞分裂时，染色体末端的端粒便会缩短，染色体无法受到保护，从而导致细胞衰老和机体衰老。

健康术语

（李建丹　王秀丽）

38. 皮肤**毛孔粗大**怎么办

小美每次照镜子，看到脸上的毛孔像橘子皮一样，就感到十分焦虑，不愿社交，不知如何是好。毛孔粗大有办法解决吗？答案是：有多种方法可以改善。

毛孔粗大的原因有哪些

目前毛孔粗大发生原因和机制尚不清楚，可能与以下因素有关。

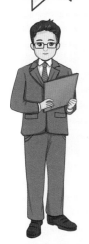

◆ 皮脂分泌旺盛，过多的皮脂将毛孔撑大了：通常来说，中青年皮脂分泌最旺盛，除年龄外，雄激素水平、高油高脂饮食及外源性刺激物质等也可导致皮脂分泌旺盛，从而导致毛孔粗大。

◆ 皮肤衰老：随着机体的衰老以及外界紫外线照射等影响，皮肤也随之衰老，皮肤弹性下降，毛囊周围的支撑力下降，也会导致毛孔粗大。

如何解决毛孔粗大

目前，针对毛孔粗大治疗方法多种多样。

（1）口服药物异维A酸，能非常有效抑制皮脂生成：常用于中重度痤疮及伴皮脂溢出的毛囊皮脂腺炎症性疾病，可以抑制皮脂腺分泌，使角化型皮脂腺毛囊正常化。当然，一般情况下我们不会

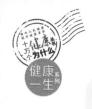

仅因为毛孔粗大的问题去口服异维 A 酸，有点"杀鸡用牛刀"了。

（2）外用维 A 酸类药物：例如阿达帕林、维 A 酸乳膏，减少毛孔角质阻塞，让毛孔看起来细一些。外用果酸、水杨酸等，一方面减少油脂分泌，另一方面还可以促进成纤维细胞合成胶原，使得毛孔周围支撑加强，从而改善毛孔粗大。

（3）光电治疗：例如强脉冲光、非剥脱点阵激光等，促进胶原蛋白和弹性蛋白的致密，让皮肤光滑细腻，达到毛孔缩小的效果。

（4）微针治疗：通过微创刺激真皮产生胶原蛋白，收缩毛孔、紧致皮肤。

（5）新兴的光化学治疗——光动力治疗：利用光敏剂和光之间的光化学反应，选择性破坏靶组织。光动力治疗重度痤疮时，造成皮脂腺萎缩，抑制皮脂的分泌，改善了毛孔粗大。

（6）注射 A 型肉毒毒素：可阻断胆碱能信号传导、抑制神经调节，减少皮脂分泌，改善出油以及毛孔粗大。

面对毛孔粗大，平时我们自己如何做呢

首先，适当清洁，避免过度清洁、挤压毛孔；其次，饮食注意避免高油高脂高糖饮食，注意饮食清淡均衡；再者，避免长时间日晒，造成光老化引起皮肤松弛、毛孔粗大；最后，早睡早起，避免熬夜，养成良好的健康生活习惯喔！

总而言之，改善毛孔粗大的方法多种多样，具体采用哪一种，建议到医院就诊，根据医生建议以及自身情况选择！

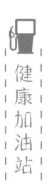

毛孔粗大跟皮脂溢出关系非常密切，当皮脂产生速率每3小时超过 1.5mg/10cm^2 时，则可能出现痤疮、毛孔粗大和脂溢性皮炎。

（徐红艳　王秀丽）

39. 皮肤有**黄褐斑**怎么办

小美对着镜子：哎，我这脸上的斑是越来越多了，都怪自己一年四季都不防晒，出门从来不涂防晒或者戴遮阳帽。是不是长黄褐斑了呀？该怎么办呢？黄褐斑需要预防与治疗结合，内调与外用兼顾。

什么是黄褐斑

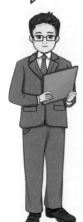

黄褐斑是一种常见的、主要见于面部暴露部位的色素沉着斑，多好发于中青年女性，特征性表现为面部对称性黄褐色斑片，常见于两侧颧骨处和面颊部。亚洲育龄期女性发病率高达 30%，易复发，难治愈。

迄今为止，黄褐斑的发病机制尚未完全阐明，目前认为该病的发生可能与遗传易感性、紫外线照射、口服避孕药、妊娠、内分泌问题、皮肤屏障功能受损、心理压力等因素有关。

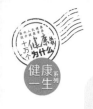

如何治疗黄褐斑

目前关于黄褐斑的治疗手段多种多样，应根据黄褐斑分期选择不同治疗方法。（黄褐斑分为活动期以及稳定期，顾名思义近期黄褐斑面积增大、颜色加深等属于活动期；反之，长时间无明显变化则属于稳定期。）

首先聊一下黄褐斑活动期治疗，主要采用系统治疗以及外用药物。系统治疗包括口服氨甲环酸、甘草酸苷以及维生素 C 等。外用药物包括氢醌、壬二酸、氨甲环酸等。

黄褐斑稳定期的治疗可以在上述治疗的基础上联合光电治疗、化学剥脱治疗等。常见化学剥脱剂包括果酸、水杨酸、复合酸等。光电治疗主要包括 Q 开关激光、皮秒激光、强脉冲光等。

具体选择哪一种治疗方式，需要在明确诊断的前提下进行。

平时生活中该做哪些防护呢

避免诱发因素，调整生活方式：避免日照，避免使用铅、汞含量超标的劣质化妆品；避免服用光敏药物以及引起性激素水平变化的药物；保持良好的心态，保证睡眠充足，劳逸结合。

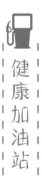

紫外线照射在黄褐斑发病中扮演重要角色，日光照射后黑素细胞数目的增加和黑素细胞合成酶活性的改变是形成黄褐斑的原因之一。因此，防晒应贯穿黄褐斑治疗的全过程，其重要性不亚于任何一种治疗方法。

（王佩茹　王秀丽）

40. 脸上**长斑**是什么原因

随着人们生活节奏越来越快、压力越来越大，脸上长斑早就不是老年人的专利——不论是熬夜的上班族、挑灯苦读的学生党，还是睡眠缺乏的宝妈、更年期的阿姨，不经意间就会发现，点点褐色的、灰色的、黑色的色斑已经在脸颊蠢蠢欲动，给人带来不小的困扰。实际上，脸上长斑的原因多种多样。

脸上这些斑是什么斑

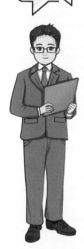

临床常见的色斑有黄褐斑、雀斑、日晒斑、褐青色痣（获得性太田痣）、炎症后色素沉着、药物相关的色素沉着和黑变病等。此外，还有一些皮肤疾病早期外观与色斑相似，例如良性的老年斑（脂溢性角化症、日光性黑子等），还可能是癌前病变光线性角化病，这就需要医生面诊判断了。

不同色斑的形成原因不尽相同，紫外线暴露、皮肤损伤和炎症、遗传因素、药物因素、激素水平等都可以是色斑形成的诱因。

以临床常见的黄褐斑为例，黄褐斑是双侧面颊、鼻部的淡褐色到深褐色不规则斑片，紫外线照射会加重黄褐斑，甲状腺功能异常和女性性激素水平异常也与黄褐斑有关。

关键词

雀斑 老年斑 黄褐斑 褐青色痣 色素沉着

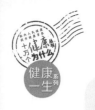

褐青色痣常在20多岁左右开始发生，对称出现在双侧眼周，呈绿豆到黄豆大小的斑点，有青灰色色泽，可能会被误诊为黄褐斑。

雀斑是先天性的，有遗传性，多数在青春期出现面部的芝麻大小深浅不一褐色斑点，夏天日晒后更明显，冬天会好转。

日晒跟色斑有关吗

色斑的本质往往是局部黑色素增加。黑色素是由皮肤里的黑素细胞合成的，再运送到表皮角质形成细胞里，在表皮更新的过程中随着角质层脱落而排泄出去。有时候表皮受损严重，黑色素掉到真皮里也会形成色斑或者色素沉着，这时候黑色素会被身体的吞噬细胞分解并被淋巴系统吸收代谢。黑色素合成、转运、沉积、分解等过程的异常都可能引起色斑。

其中最常见的干扰因素是紫外线照射和炎症刺激，这些刺激不仅可以直接让黑素细胞本身产生更多黑色素，还可以调动皮肤中其他细胞，产生进一步刺激黑素细胞的信号，加重黑色素产生和色素沉积。

因此，抓住了这个关键过程，我们可以通过日常正确的防晒护肤，建立健康的皮肤屏障，及时消除皮肤炎症，有效减少色斑的形成，而一些药物、医美和护肤品在一定程度上也可以淡化色斑、减少斑的产生。

色斑会是肿瘤吗

某些皮肤疾病的早期表现和色斑很相似，如老年斑、光线性角化病等，这些疾病有时不易区分，但有进展和恶变的可能。因此，当您发现某些色斑近期突然长大、增多、变红、粗糙，甚至出现破溃时，请及时让专业的医生帮您诊断和治疗。

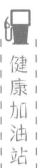

美白类药物和护肤品往往通过抑制酪氨酸酶活性、阻止黑色素合成、加速黑色素代谢等原理淡化色斑；化学剥脱、光电治疗等医美治疗则主要通过促进角质层更替和黑色素的破坏排出，从而淡化色斑。

（曹　智　王秀丽）

关键词

敏感性皮肤　皮肤屏障

41. 皮肤脱皮、红斑过敏
可预防吗

不知什么时候开始，小美感觉一年四季对她都不友好了：春天柳絮飞，夏天阳光晒，秋天空气干，冬天空调吹，她的皮肤一不小心就容易过敏，出现脱皮、红斑、灼热、干痒，这影响了小美的工作和生活，她很困扰：这些问题可以预防吗？答案是：可以。

什么是敏感性皮肤

敏感性皮肤指的是皮肤在生理或病理条件下的一种高反应状态，当受到物理、化学、精神等因素的刺激时，皮肤容易出现灼热、刺痛、瘙痒等不适感，同时可能伴有红斑、鳞屑、毛细血管扩张等表现。

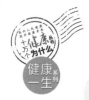

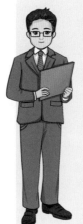

敏感性皮肤是如何造成的

敏感性皮肤的形成原因复杂，其诱发因素可以概括为三点。

◆ **个体因素**：包括遗传因素、激素水平、精神状态等。

◆ **外在因素**：包括季节交替、温度变化、日晒、化妆品及化学品接触、刺激性药物、空气污染等。

◆ **其他皮肤疾病诱发**：如湿疹、接触性皮炎、湿疹等。

这些诱发因素可以造成皮肤屏障损伤、皮肤感觉神经功能失调、血管反应性升高和皮肤炎症反应，进而引发相应的症状。

如何预防皮肤脱皮红斑过敏

改善敏感性皮肤，本质目的是提高皮肤的耐受性，具体可以从这几点入手。

◆ 避免触发因素，如做好防晒、减少摄入辛辣食物、避免滥用化妆品、避免接触明确的过敏原、避免密闭的热环境、保持心情舒畅等。

◆ 合理护肤、修复皮肤屏障，遵循温和清洁、舒缓保湿、严格防晒的原则，不用去角质产品，选用具有修复皮肤屏障作用的医学护肤品。

◆ 在皮肤稳定时，可根据情况适当接受强脉冲光治疗，促进皮肤屏障修复，提高皮肤耐受性。

◆ 当皮肤出现过敏症状时，及时就医干预，适当使用外用及口服药物，辅以冷喷、冷风、红黄光等物理治疗，把可能的

"风暴"早期扼杀在摇篮中。

通过这些方法，希望小美可以早日恢复健康的皮肤屏障，像以前一样轻松美丽地面对工作和生活！

（曹　智　王秀丽）

关键词 痘印　色素沉着　炎症

42. 痘痘好了**痘印**怎么办

痘痘轻轻地来了，却不是轻轻地走，反而挥一挥衣袖，留下一脸痘印。虽然痘痘消了，但是面对又红又黑的痘印，更是令人头痛。那么痘印要如何消除呢？除了自然消退，还有一系列的医疗措施可有效治疗痘印。

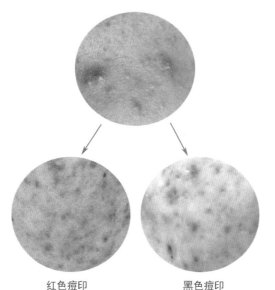

红色痘印　　　　黑色痘印

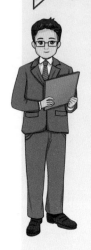

痘印是如何形成的

　　痤疮（痘痘）发生时会出现隆起于皮肤表面的丘疹、脓疱、结节和囊肿等，当痘痘消退后，表面皮疹摸上去变平了，可颜色并未完全恢复正常，这就是大家俗称的痘印。痘印根据颜色常分为红色痘印和黑色痘印，还有二者同时存在的痘印。由于是痤疮炎症消退后遗留下来的，专业术语称其为炎症后红斑和炎症后色素沉着。

　　从机制上来说，痤疮后红斑是由于炎症反应导致真皮中的毛细血管扩张或者是增生而引起。大部分红色的痘印会自己慢慢消退，快的需要几个星期，慢的需要数月甚至数年的时间。但目前已有多种医学手段可以帮助消除红色痘印。

　　痤疮后色沉，则是由于痤疮炎症自然进程或经各种治疗手段干预后导致色素细胞功能活跃，色素颗粒增加所致，深肤色人种和较高日光暴露率均是黑色痘印的危险因素。部分可以自然消退，也可借助医学手段。

如何治疗痘印

　　红色痘印的初级治疗方式可选择具有抗炎成分的外用药物，如维 A 酸类、壬二酸等，同时也可使用含有积雪草苷、多磺酸黏多糖等具有修复舒缓作用的外用药。此外，痘痘常用的红光治疗具有抗炎促修复作用，对红色痘印也有一定的改善。除此之外，对于长时间未消退的红色痘印，可以考虑医学美容中的激光治疗，包括光子嫩肤（强脉冲光）、染料激光、点阵激光等。

黑色痘印的治疗主要是抑制黑色素的形成，或是加速黑色素的代谢。因此，治疗措施的第一步就是要做好防晒，在此基础上适当使用含有维生素 C 类、烟酰胺类、熊果苷类的护肤品来淡化色素。此外，也可选择在正规医院进行化学剥脱术。对于那些顽强的黑色痘印，还可选择强脉冲光、调 Q 激光等医学美容方式。

（李建丹　王秀丽）

43. 得了**神经性皮炎**怎么办

晚上小美正在伏案工作，"哎呀，脖子好痒，真烦人，脖子这边总是反复瘙痒，皮肤还变厚了，好难看呀。"神经性皮炎有办法治疗吗？答案是：有很多办法可以治疗。

什么是神经性皮炎

神经性皮炎又称为慢性单纯性苔藓，是一种十分常见的以阵发性瘙痒和皮肤苔藓样变为特征，与皮肤神经功能障碍相关的慢性炎症性皮肤病，根据发病部位的范围可分为局限型和泛发型两种。好发于颈部、

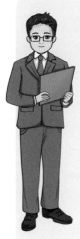

眼睑、额头、肘部等。

造成神经性皮炎的原因有哪些

目前认为神经性皮炎的发病是多因素共同参与形成的，受多种因素的影响，一般认为与神经精神因素及免疫因素相关，例如内分泌失调、饮食、胃肠道功能障碍、局部刺激、感染等，其中与神经精神因素最为相关。多数患者常伴有失眠、焦虑、紧张的精神状态，其中焦虑状态是神经性皮炎患者发病的重要因素之一，并且常常与病情的严重程度相关。

如何治疗神经性皮炎

避免搔抓和止痒是神经性皮炎的治疗核心。在避免搔抓、摩擦等各种刺激基础上，采用联合治疗方式，改善焦虑等精神症状，同时辅助心理治疗，以此打破"痒 - 抓 - 痒"的恶性循环，达到治愈目的。药物治疗分为外用药物以及系统性用药。外用药物主要有外用糖皮质激素类药物、钙调磷酸酶抑制剂、保湿剂等。系统性用药主要包括抗组胺药物、镇静药物等。对于顽固皮损可采用窄谱中波紫外线等方式进行治疗。我国传统医学中医针灸如毫针疗法、火针疗法可改善瘙痒、降低复发率。

平时生活中需要注意哪些呢

最重要的是避免搔抓、热水烫洗等方式进行止痒，可佩戴棉质手套轻轻搔抓。饮食注意清淡，避免辛辣刺激饮食以及饮酒，诱发或加重瘙痒。规律健康的生活作息，避免熬夜。建议穿着棉质、宽松、舒适衣物。放松心态，避免焦虑情绪，从"痒 - 抓 - 痒"的恶性循环中跳出来。

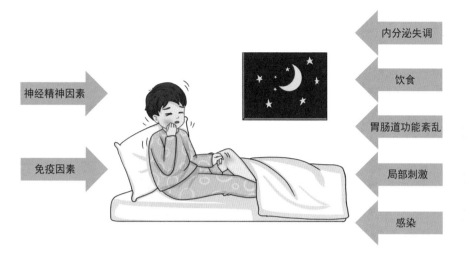

神经精神因素

免疫因素

内分泌失调

饮食

胃肠道功能紊乱

局部刺激

感染

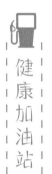

健康加油站

　　神经性皮炎的发生与神经精神因素最为相关，神经系统和皮肤在均来源于外胚层，并在整个生命中保持密切的相互联系和互动。

（李春晓　王秀丽）

44. 得了**皮脂腺增生**怎么办

　　面部长了一些皮色或淡黄色绿豆大小的小疙瘩，中央有点凹陷，没有什么感觉。看着这些奇怪的小半球状物长在脸上，实属影响患者心情和社交活动。那么这是什么呢？病毒感染？还是自己内部疾病的外部表现？这可能是皮脂腺增生，属良性病变，通常不必做治疗。

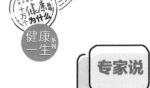

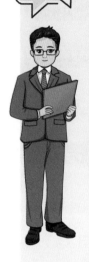

皮脂腺增生是什么病呢

皮脂腺增生不是真正的肿瘤，而是皮脂腺的良性扩大。该种疾病分为两种：早熟性皮脂腺增生和老年性皮脂腺增生，所谓早熟性皮脂腺增生通常发生于12~26岁的青年男年，其特点为面、颈、上胸等处多发的黄色小疙瘩，部分皮损可以融合，局部皮损可有凹陷。该病病程较长，无季节性，皮损多随年龄增长逐渐加重。而老年性皮脂腺增生多见于年龄大于50岁患者，可单发或多发，皮损好发于额部及颊部，通常散在分布，呈直径约2mm半球状隆起，质软，呈淡黄色或黄色，皮损中央也有凹陷。

皮脂腺增生需与哪些疾病相鉴别

该病要与传染性软疣、黄瘤病及皮脂腺痣相鉴别。其中传染性软疣：好发于儿童及青年人，临床特征为蜡样光泽的丘疹或结节，顶端凹陷，能挤出乳酪状软疣小体。黄瘤病：躯干、四肢米粒至黄豆大小的橘黄色丘疹、结节，质地中等，周围有红晕，患者多伴有高脂蛋白血症。皮脂腺痣通常表现为单个圆形或卵圆形斑块，最常发生于头颈部，尤其是头皮，表现为先天性黄色、扁平或乳头状秃发斑块，中央无脐凹，随着年龄增长，皮损逐渐呈疣状。

皮脂腺增生需要治疗吗

该本病属良性病变，一般无自觉症状，通常不必做治疗。仅在必要时可选择电灼、冷冻、氦氖激光、光动力或微创性手术切除。过去已证实异维 A 酸可以在 3 周内缩小皮脂腺体积和数量，经 12 周治疗可以使毛囊周围发生纤维化，但发生毛囊周围纤维化之前停药可引起本病复发。

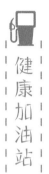

皮脂腺增生偶尔需要和基底细胞癌鉴别，但是皮肤镜呈花冠状血管，而不是树枝状血管，可以辅助诊断。

（吴明顺　王秀丽）

45. 得了**脂溢性皮炎**怎么办

小李因为脂溢性皮炎的问题在皮肤科门诊反复就诊，这阵子好了，但过一段时间皮损就又加重了，那身为脂溢性皮炎患者，我们应该怎么办呢？有效治疗和良好的生活习惯都很重要。

专家说

拥有良好的生活习惯很重要

规律的生活作息十分重要，常说的机体生物钟与身体的各项生理功能密切相关，过度熬夜扰乱依赖于昼夜节律建立的生物钟，会影响皮肤正常生理功能，包括皮脂腺分泌及皮肤屏障。因此，很大一部分患者

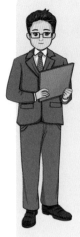

在频繁熬夜后脂溢性皮炎会加重。

此外，注意饮食平衡，勿饮酒，少吸烟，减少摄入辛辣刺激性食物，在生活中皮损常常因上述因素加重；另外，物理和化学性的刺激，比如高温环境和局部不当清洗护理导致皮肤酸碱度改变，都会影响皮肤屏障，加重脂溢性皮炎。使用温和的保湿润肤剂，是改善及维护我们皮肤屏障的重要基础。

不同诱因的皮损选取不同的治疗方式

婴幼儿期脂溢性皮炎常在生后 1 周左右出现，可持续数月，症状轻微，为自限性疾病。对于头面部油腻性红斑痂皮可选用黄柏、参柏液等清热解毒、收敛止痒作用的中药进行外用湿敷，急性炎症红斑明显可外用弱至中效糖皮质激素，合并细菌感染需局部外用抗生素。皮肤干燥的地方需加强保湿。

青春期脂溢性皮炎患者可表现为头皮单纯糠疹（头皮屑）、炎症、瘙痒、脱发。在前额，可看到境界较清楚的红斑鳞屑，一般在发际线或稍超出发际线处，可伴瘙痒。因此，可口服抗组胺药物对症止痒，同时口服复合维生素 B。局部可使用含硫化硒洗发剂洗头，面部急性炎症红斑明显时建议在医生指导下外用弱至中效糖皮质激素；应用钙调磷酸酶抑制剂也有不错的效果，但要提醒的是，有些患者在刚开始使用时会出现"扎扎的"不适感，长期应用可以耐受。对于皮损泛发且炎症明显时，要注意合并感染，可使用复方制剂。

对于老年性脂溢性皮炎，除了上述药物治疗外，要更加注重皮肤屏障改善及修复，加强皮肤保湿；此外，在口服药物时需要注意药物的不良反应及禁忌证。

最后，焦虑也会让皮损变得更严重，因此要保持良好的心态！

（耿松梅）

46. **扁平疣**越长越多怎么办

小丽发现面部暗褐色小斑疹来看病，"本来就几个，以为是粉刺，没当回事，现在成了一大片。"医生说："这可不是痘痘，这是扁平疣。"小丽问："扁平疣不痛不痒，现在咋办？"当然是尽早治疗，"斩草除根"啦！

专家说

为什么扁平疣越长越多

扁平疣是人乳头状瘤病毒（HPV）引起的良性皮肤乳头瘤，是一种可传染的皮肤病，主要通过接触传播，免疫力低下或者免疫缺陷的患者更易发病，如不及时治疗，就会越长越多。

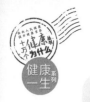

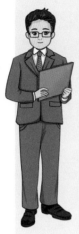

扁平疣该怎么治？治疗方式都有哪些呢

扁平疣治疗目前还没有非常有效的治疗方式，但可以通过局部抗病毒、调节免疫或者剥脱病变表皮达到治疗目的。外用抑制病毒、调节免疫药物包含氟尿嘧啶、干扰素、咪喹莫特等，调节剥脱病变表皮的药物包含维 A 酸如阿达帕林凝胶、水杨酸的软膏等，要注意此类外用药物在治疗时会有一定刺激性，出现局部发红时不要紧张，可以暂停使用或者在医生指导下对症处理！外用药物的治疗需要 1~2 个月才能见到效果，不要心急，在可以耐受的情况下建议坚持用药。但一定注意要在医生指导下使用。

物理治疗也能达到很好的皮损清除效果，其作用机制涉及浅表剥脱和间接调节免疫。常见的如液氮冷冻、激光烧灼治疗、光动力疗法，也有采用温热疗法，都可起到一定效果。一般而言，物理方法联合外用药物治疗往往能取得不错的效果，但疗效个体性差异也比较大。对于一些难治性患者或特殊患者，如免疫缺陷（HIV、肾移植、长期应用免疫抑制药等）的患者，系统联合治疗是必不可少的。

在平时生活中，我们能做些什么防治扁平疣呢

提高自身免疫力以及养成良好卫生习惯必不可少。在出现这些黄褐色小斑片小丘疹（扁平疣）时，切勿使劲抓挠导致局部接触传染，及早就诊及正规的处理会为我们省去更多烦恼！

（耿松梅）

47. 灰指甲
能不能彻底治好

夏天来了，张阿姨因为快要穿凉鞋了，又开始烦恼，声声叹息，修脚店可是没少去，钱也没少花，拔甲也尝试过，疼痛不说，且病甲有增无减啊！关键家人也被传染了，这个灰指甲到底能治好吗？答案当然是可以的！

得了灰指甲，要不要治

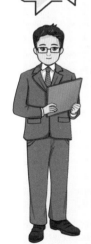

当然需要治！"得了灰指甲，一个传染俩"，病甲不仅会感染自己的其他趾/指甲，也会传染给家人。此外，病甲易累及局部皮肤，可迁延不愈，剧烈搔抓可继发细菌感染，引起甲沟炎和丹毒，还会影响穿鞋及走路。

说到治疗，要怎么治呢

修脚店说是能治，但该使的招都用了，需要拔甲吗？

许多患者认为灰指甲不是大病，修脚店看看得了。仔细询问花了很多钱但灰指甲老治不好的患者才发现，患者口中的治疗就是去涂涂药水、泡泡脚、修修指/趾甲，甚或拔甲，但是这些不正规的治疗不仅没解决灰

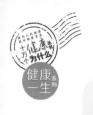

指甲，还引起了新的皮肤问题。其实啊，灰指甲并不可怕，正规的治疗是可以治好灰指甲的。

灰指甲治疗往往需要口服抗真菌药，如伊曲康唑、特比萘芬等。但患者或家属一看说明"不良反应：肝功能受损"就开始打退堂鼓了，实际上这两种药物引起肝功能受损的发生率还是很低的，并且停药后大多可恢复，用药前及用药过程中监测好肝功能，会大大保证我们的用药安全。部分患者的疗效不好也是顾虑不良反应而未用完整个疗程，疗程应根据甲生长速度来决定，比如手指甲的治疗需要 2~4 个月，而趾甲需要 3~5 个月，有些患者需要半年以上。

平时生活中要注意什么呢

在我们日常生活中，需要做好个人足部的清洁，尽量避免和家人间共用鞋袜等，患处接触的衣物应开水烫洗，减少接触传染。千万勿信外面"快速包治灰指甲"的宣传哦！

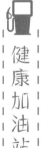

灰指甲的发生是因为真菌存在于指／趾甲角质中，一般外用药难以抵达病原寄存的地方，因此疗效有限，多数需要系统治疗。

（耿松梅）

48. **鲜红斑痣**能
祛除干净吗

鲜红斑痣又称天使的吻痕，虽然好听，但现实生活中可不那么美好，很多患者迫不及待询问"我这个鲜红斑痣怎么得的，能治好吗？能祛除干净吗？"

答案是：大多数鲜红斑痣患者的皮损是无法完全祛除掉的，但治疗可以改善。

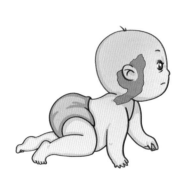
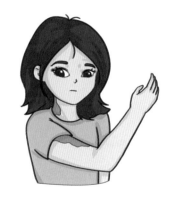

鲜红斑痣是什么样子的

皮损表现为红色斑片，多见于面部，也可见于其他部位。随着患儿年龄的增长，皮损的颜色可能进一步加深，面积逐渐增大，甚至出现结节增生。

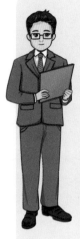

鲜红斑痣到底是什么，怎么得的呢

鲜红斑痣实际上是一种微静脉血管畸形，因为是鲜红的皮损，也被称为天使之吻。目前认为鲜红斑痣的发生主要是因为体细胞突变导致的，也有研究认为是因血管缺少神经支配而导致，但具体的发病原因仍十分复杂。

目前能够选择的治疗方法有哪些呢

脉冲染料激光及光动力治疗都是现在常使用的治疗方法。脉冲染料激光有着更为久远的使用背景及经验，光动力治疗则是近年凸显效果的另一种新型治疗方式。

治疗结果如何呢

脉冲染料激光疗效与皮损的分型以及治疗年龄有一定相关性，可能需要数次的治疗，年龄越小、皮损面积越小，疗效越好，在患儿能耐受的情况下建议早诊治，但目前尚不能达到非常满意的效果。

光动力疗法则有更高的治愈率和改善率，且治疗效果更持续，复发率更低。有研究发现，病灶越小，疗效越好。但较大的皮损面积、肢体和躯干的位置是影响预后的不利因素。年龄需在1岁以上，越早开始越好哦！

总的来说，对于鲜红斑痣我们目前有手段和方法去祛除，且能取得不错的临床效果，但也有个体差异，需要我们到正规医院进行治疗。

健康
云课堂

宝宝得了血管瘤怎么办

（耿松梅）

关键词

毛周角化症　鸡皮肤

49. 得了**毛周角化症**怎么办

"肤如凝脂"是不是心中的梦？许多俊男靓女想让自己的皮肤变得更光滑。毛周角化症民间俗称"鸡皮肤"，得了鸡皮肤不仅影响夏天穿衣，手感也不好，有时还会瘙痒，得了毛周角化症到底该怎么办？毛周角化症不影响健康，做好日常护理，配合治疗，可有效改善。

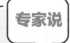

什么是毛周角化症

　　毛周角化症实际上是一种毛囊角化异常性皮肤病，可以发生于任何年龄，但多从儿童期或青春期开始发病。可见毛囊开口周围出现红斑和丘疹病变，形成面颊及四肢密集分布的 1~2mm 角化性小丘疹，摸起来比较粗糙，俗称鸡皮肤。

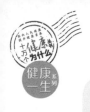

皮肤保湿很重要

我们会发现，秋冬季我们身上的"鸡皮肤"会更显著，没错，干燥会加重症状。避免用碱性过强的肥皂清洁，以防过度清洁让皮肤变得过于干燥；每日多次外用身体保湿乳保湿霜是十分必要的，可有效缓解"鸡皮肤"的干性瘙痒，让我们皮肤摸起来更光滑，但无法完全清除隆起的小丘疹。

局部药物治疗需谨慎

因为"鸡皮肤"存在毛周角化堵塞，局部外用维 A 酸类药物如阿达帕林，或含维 A 酸类护肤品有一定祛除角质效果，当然可以尝试。但是，长期外用可引起干燥、脱屑、发红及灼痛等不良反应，而且对特殊人群如儿童、妊娠期女性一定要谨慎。

合理饮食要加强

部分毛周角化症患者与先天性维生素 A 利用不良有关，因此，在饮食中需多摄入一些富含维生素 A 的食物，如胡萝卜、动物肝脏、南瓜、蛋黄等，可能对部分患者症状有改善。

放宽心态是必须

毛周角化症是一种与先天遗传有关的疾病，一段时间的护理及治疗能够让我们的"鸡皮肤"好转，但是无法根除！这并不会带来其他的健康问题。所以，学会与我们"独一无二的鸡皮肤"和平共存也至关重要哦！

（耿松梅）

50. **痤疮日常护理**
需要注重哪些

"我想要青春美丽，可不想要恼人的痘痘。"得了痘痘到美容院清痘就可以了吧，还要去医院？其实，痘痘也要认真对待，要到医院规范诊疗。如何做好日常护理，减少痘痘烦恼呢？合理清洁护肤，饮食控制睡眠保障一样不能少。

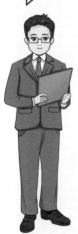

专家说

面部清洁很重要

洁面一方面能祛除面部过多的油脂，另一方面能够减少痤疮丙酸杆菌等微生物的停留。但过度的清洁会对皮肤及毛囊造成创伤，加重局部炎症。所以根据肤质选用合适清洁产品十分重要。在我们日常的洁面过程中，温水打湿-产品搓泡-轻柔洁面-吸干残液这一过程可以作为洁面参考。

自行挤捏不可取

痘痘一冒头就想挤，但殊不知痘痘可会越挤越重，成为打不死的"小强"，挤痘也会惹"火"烧身，带来进一步感染的加重，尤其长在面部危险三角区的痘痘，若运气不佳，严重时挤压可引起颅内感染！一定请杜绝这样的不良习惯！

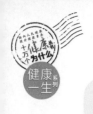

护肤加强妆宜简

现在的护肤产品越来越丰富，合理护肤有助皮肤健康。但对于痘痘疯长的你，简单的面部补水及保湿就足够了。那化妆呢？由于彩妆等会加重毛囊堵塞，加重粉刺，建议尽量淡妆，要相信素颜出镜的自己依旧动人！

谨慎选择高糖高脂食物

乳制品有使体内循环雄激素增加的风险。这对爱喝奶茶、吃甜品的痘痘人士又是一重打击。但听从医嘱，合理膳食，该少吃的要少吃，该运动的要运动，为了面子，战"痘"到底，"苦尽甘来"嘛！

生活作息要调节

我们知道熬夜影响机体生物钟，但是仍有人乐此不疲，毕竟白天学习工作压力大，就晚上是属于自己难得悠闲时光，但长期熬夜会加重痘痘，如要想美美的，熬夜之前要三思！

放松心情很重要

注意压力释放及调节，美好心情才是我们健康的基础哦！

（耿松梅）

51. 为什么我会长**瘢痕疙瘩**

小李前胸趴了一些像蟹足或者蝴蝶结样红色增生物，又痒又痛，还不断增大，细细思量也没有外伤啊，于是来门诊就诊。医生看了一眼就作出了诊断"瘢痕疙瘩"。小李感到疑惑，"为什么我会长这种奇怪的东西？它怎么还越长越大啦？"其实，瘢痕疙瘩发生与多种因素有关。

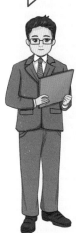

什么是瘢痕疙瘩

瘢痕疙瘩是一种皮肤对炎症、创伤、感染的过度反应，表现为局部结缔组织的过度增生。瘢痕疙瘩的特征是它们在原始伤口边界之外广泛生长，有时像蟹足或蝴蝶结样，患者可感到局部皮损瘙痒或疼痛，搔抓会刺激瘢痕生长。

哪些情况容易长瘢痕疙瘩呢

瘢痕疙瘩发生原因复杂，有一些遗传倾向，但并不是所有患者的皮损都会有明显的家族遗传性。瘢痕疙瘩好发于皮肤张力较高的部位，激素分泌状态也会影响瘢痕疙瘩的发生，青少年及孕产妇激素分泌旺盛、代谢旺盛，更容易长瘢痕疙瘩。

如何避免长瘢痕疙瘩呢

瘢痕疙瘩是一种皮肤对炎症、创伤、感染的过度反应，表现为局部结缔组织的过度增生。尽量避免外伤十分重要，即使发生

关键词

瘢痕疙瘩　皮肤损伤

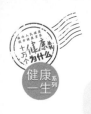

外伤也要尽量避免感染，提前开启预防瘢痕之路。一些不利于伤口愈合的因素，如糖尿病、营养不良等，都会增加瘢痕疙瘩发生的风险。

目前如何治疗瘢痕疙瘩呢

瘢痕疙瘩的治疗可以选择手术或非手术方式，非手术方式包括药物注射、激光治疗、硅胶制剂和外用药物等，甚至对于部分皮损可辅助浅层放疗或者同位素敷贴；对于较大的皮损，手术治疗联合其他治疗方式也可选择。每位患者的瘢痕疙瘩各不相同，需要医生根据患者年龄，皮损性质、大小、分布情况等各方面的因素进行综合评估以制订方案。

（耿松梅）

52. 上眼皮长了**睑黄瘤**怎么办

上眼皮上的"黄色小蝴蝶"甚是奇怪，老张本以为自己上眼皮的黄色斑块是自己肉吃多了引起的，可是已经低脂饮食一段时间仍未见好转，于是来看医生，医生说这个皮肤病叫睑黄瘤。那得了睑黄瘤要怎么办呢？睑黄瘤本身不影响健康，但提醒我们可能存在潜在局部或循环系统中血脂代谢障碍问题。

关键词

睑黄瘤　治疗　血脂

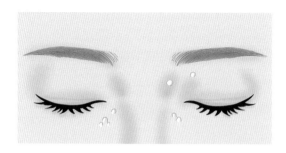

睑黄瘤

专家说

为什么会得睑黄瘤

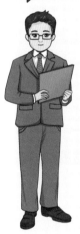

睑黄瘤是一种脂类代谢障碍性皮肤疾病，目前的发病机制并不是十分明确，但认为与系统或局部脂质代谢有关，局部脂质沉积于眼睑而引起。

得了睑黄瘤，该注意点什么呢

血脂！就如我们刚刚提到的，本病尤其以高脂血症患者居多，有些患者也是因此而检查血脂后发现高脂血症，血脂化验没有问题的患者也需要定期关注自己的血脂状况哦！因此，在出现此类皮损时，我们应更加注意自己的饮食和生活方式，适度运动，低脂清淡饮食，显著血脂升高的患者是需要内科专科治疗的哦！但即使控制好血脂，已经发生的睑黄瘤也很难自行消退。

睑黄瘤该怎么诊治啊

对于轻症患者一般不需要特殊处理，比较小的皮损可以使用激光、电灼、液氮（不作为一线推荐）等治疗手段进行处理，较

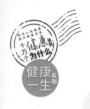

大的皮损也可选择手术切除，但上述治疗并不能一劳永逸，仍有复发可能，所以健康膳食、控制血脂很重要！

（耿松梅）

关键词

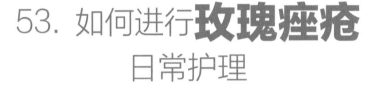

玫瑰痤疮　皮肤屏障

53. 如何进行**玫瑰痤疮**
日常护理

　　小美因为自己面部反复泛红起疹的问题已困扰多年，一点点不当的外界刺激就会让自己的面部感到不适。门诊就诊，医生说是得了玫瑰痤疮并建议说：患者自身日常护理很重要。

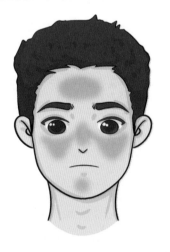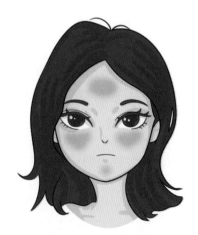

玫瑰痤疮

专家说

日常预防不马虎

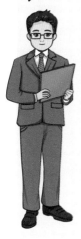

寻找并尽可能去除诱因，切勿自行外用刺激性药物及长期外用糖皮质激素药物等。

在选用面部外用产品时，请大家一定要看好产品批号和商品名哦！一些不良的护肤品、化妆品会加重我们的面部病情。当然，在面部炎症明显的时候，也需尽量避免化妆，若为必须，尽量轻薄。

玫瑰痤疮患者皮肤屏障多异常，而暴晒会加重病情。此外，患者在遇到温度迅速改变时面部的不适会加重，出现泛红及烧灼感。因此避免暴晒，减缓温差很重要哦！

皮肤屏障需修复

过度洗涤、水温过高及暴力洗脸均不可取，容易造成我们皮肤屏障的损伤。理想的洁面产品要温和无刺激，可维持皮肤正常pH，不会干扰正常微生态平衡，不会诱发粉刺或炎症皮损。

同时，保湿对于皮肤屏障的修复和维持至关重要！保湿剂的"锁水、保湿、软化"这三大特性，能够使皮肤屏障提高其角质层含水量、减少水分散失等，有效缓解患者面部皮肤干痛及潮红等症状。

健康生活永相随

饮食方面，辛辣刺激的食物、酒精及高温食物会引起面部毛细血管扩张，加重皮肤红斑，需要尽量避免。

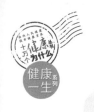

针对玫瑰痤疮，我们现在已经有许多治疗方式可以选择。因此，要始终充满信心，坚持治疗，相信每个人都能看到不错的效果！

（耿松梅）

关键词

白癜风　自身免疫性皮肤病

54. **白癜风**有得治吗

小丽海边度假回来，脸上白了一片，不是越晒越黑吗，这是咋回事？到医院一看被诊断为白癜风，"啊，这可怎么办呀？白癜风有得治吗？"答案是"当然有得治！"

 专家说 白癜风该怎么治

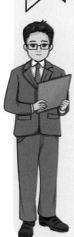

白癜风是一种自身免疫性皮肤病，目前病因未完全明确，治疗方案需要根据年龄、皮损部位及疾病进展等综合制订。

皮损可以分为进展期与稳定期。根据不同的分期可选择局部外用激素、钙调磷酸酶抑制剂、低浓度光敏药物、维生素 D_3 衍生物等，可联合光疗治疗；也可系统应用激素早期干预。中医中药、自体表皮移植术及黑色细胞移植也可采用。

白癜风患儿可选择外用激素、他克莫司或吡美莫司治疗，维生素 D_3 衍生物也可选择；对白癜风快速进展的患儿可选择口服小剂量激素进行治疗。患儿可根据治疗需要接受光疗。

目前，国外已有批准的可局部外用治疗白癜风的 JAK 抑制剂，未来 JAK 抑制剂口服或外用有望成为治疗白癜风的新手段。

生活中的注意事项

避免暴晒、局部压迫及摩擦，避免劳累熬夜，避免接触酚类化合物。多食用富含维生素 C 的瓜果蔬菜及多种维生素，营养均衡！

除了治疗以外，心态也至关重要！

白癜风患者主要还是因为"外貌美观"的问题让自己感到焦虑、自卑，如今我们的社会越来越多元化，有白癜风的国际超模、演员等，愿意去展示自己独特的"白"。因此，不要因为自己的"独特"而给自己太大的压力，这种"独特"也是一种美丽！

（耿松梅）

55. **褐青色痣**是斑还是痣

很多中青年女性因为颧部暗褐色的小点点来皮肤科门诊就诊，医生下了褐青色痣的诊断。"为什么我这么大了还会长痣呢？不是小朋

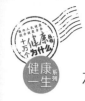

友才会长痣吗？"医生解释道："褐青色痣实际上是一种真皮斑！"

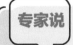

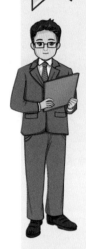

什么是褐青色痣

褐青色痣又名太田痣样斑，是一种真皮的色素失调，多发生于中青年女性，皮损表现为颧部的圆形、椭圆形，边界清楚的青灰色色素沉着，起初表现为点状，后期可连成片。褐青色痣的发病机制复杂，可能与遗传、内分泌、紫外线、外伤等因素有关。

有什么治疗方法可以选择

因为影响面部容貌，很多爱美人士纷纷就医寻求祛斑方案。

褐青色痣通过激光治疗能取得不错的治疗效果，通过配合治疗后的护理修复和保湿防晒，能让我们恢复原先的美丽脸庞。但临床治疗中我们也发现，随着患者年龄的增长，褐青色痣面积的增大，治疗难度也会增加。因此，早发现早治疗才能让我们轻松维持美貌哦！

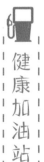

许多人分不清楚自己面部的斑是褐青色痣还是黄褐斑，猛地一看这两种皮损确实相似。褐青色痣多表现为颧部暗灰色斑点及小斑片，一般不累及鼻梁，无任何自觉症状，部分患者可有家族史；黄褐斑多表现为暗黄褐色斑片，略带红色，以颧部、前额、两颊为

主，皮损颜色深浅与日晒、内分泌等因素相关，一般夏重冬轻。

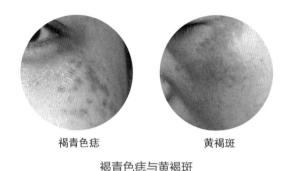

褐青色痣　　　　　黄褐斑

褐青色痣与黄褐斑

（耿松梅）

瘢痕　皮肤损伤

56. 如何预防

皮肤擦伤后的**瘢痕**

生活中的小磕小碰难以避免，暴露部位的瘢痕对于很多爱美人士来说更容易成为心理负担。一般来说，表浅的擦伤仅仅累及表皮层是不会形成瘢痕的，但当受累深度达到真皮及真皮以下时，瘢痕产生的风险就会变大。那如何避免不幸擦伤后的瘢痕形成呢？即刻处理、后续护理一样都不能少。

专家说 伤口的科学处理很重要

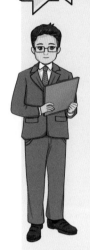

微小的伤口可直接消毒，伤口可见污物的建议用纯净水、生理盐水冲洗，清除一些明显的污物后再消毒。消毒选择我们家中常备的碘伏即可，但千万不要自行创造一些牙膏、蜂蜜等秘方偏方自行外用。小的伤口使用创可贴包扎，尽量保持伤口透气及干燥。

对于擦伤面积较大或者程度较深的患者，或者伤口内有异物或感染过重，还是尽量去医院进行科学处理较为安全。

不要过早揭痂

在伤口处组织逐渐修复，局部会形成痂皮，这个时候很多人认为自己的皮损已经好了，看着"丑丑的"痂皮觉得十分碍眼，想让它尽早消失，便开始"手动"清除。但这样的行为可能会对我们局部新生的皮肤组织造成二次伤害哦！所以，控制住自己的小手，等痂皮自行脱落，顺其自然，才为上选。

早期上药也有效

现在大家对自己的美貌越来越重视，很多患者在受伤后会来到我们皮肤科门诊咨询"我现在能用点什么药防止瘢痕呀？"当然，现在的科技进步让我们对于预防瘢痕形成有更多的选择，如硅酮凝胶能够防止创面水分丢失，促进上皮细胞再生及创面愈合，洋葱提取物则有抗炎及抑制瘢痕的纤维母细胞再生的作用，这些药物都有着不错的预防瘢痕效果。

擦伤外伤不要怕，适度的重视以及正确规范的处理会降低我们擦伤后瘢痕形成的风险。

（耿松梅）

57. 不小心得了
面部激素依赖性皮炎
还能恢复吗

爱美之心，人人皆有。目前化妆品、护肤品琳琅满目，通过网购等方式购买十分方便。张阿姨这段时间，不仅没美，反而皮肤越来越糟糕，反复红斑，吃辣加重，遇热也加重，而且瘙痒不适，夜不成寐。那么阿姨的脸到底是什么问题？

仔细询问可能是使用了含有激素的化妆品，这种情况属于面部激素依赖性皮炎，俗称激素脸，在门诊上很多漂亮的女士因此问题而困扰。

"哦，原来是激素引起的问题！那我的脸还能恢复好吗？"答案是当然可以，坚持的用药和持久的治疗会让我们看到效果！

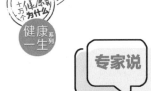

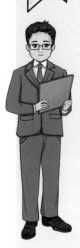

问题产品的健康隐患

面部激素依赖性皮炎与长时间持续或间断使用含激素的药物或化妆品有关，尤其是市面上某些打着美白、祛斑、快速起效口号的产品，常会将糖皮质激素掺进其中，患者长期使用后产生依赖。在使用的时候效果甚佳，一停用皮肤就出现不适、泛红，刺痛或紧绷感，反复出现炎性丘疹。有些患者的面部皮肤也表现得十分光亮，皮肤萎缩变薄，可见扩张的毛细血管。

得了面部激素依赖性皮炎，生活中要注意什么呢

第一要义是停用含激素的药品和化妆品！网购便宜不可占，三无产品不考虑，不明成分不使用，快速美白不可信。

在日常生活中，应尽量避免暴晒、高温、酗酒及进食辛辣食物，从而避免因此引起的面部不适及皮损加重。

有哪些治疗可以选择呢

在这个艰难的戒断过程中，应根据皮损表现选择合理治疗方案。如有炎性丘疹时，可予以抗炎治疗，如口服克拉霉素、米诺环素等，丘疹消退后外用药可选择钙调磷酸酶抑制剂进行激素替代治疗。炎症消退期外用可选择冰敷、水凝胶冷敷贴等方式进行皮肤屏障的修复。恢复期针对皮肤敏感，在加强保湿进行皮肤屏障修复同时，可联合光电治疗抗炎舒缓。

（耿松梅）

58. 为什么 30 岁后还长**青春痘**

说到青春痘，可能大家首先想到的是进入青春期的男孩女孩们才会长青春痘，但为什么现在越来越多 30 岁以上的成年人也会反反复复长青春痘？这与激素水平、生活习惯等息息相关。

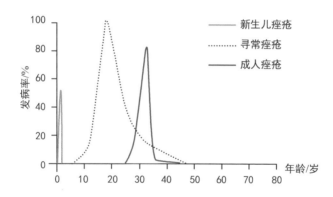

痤疮的发病和年龄

专家说

成人痤疮发病因素很多

一项纳入 17 000 多例个体的人群研究发现，30 岁以前痤疮更常见于男性，但 30 岁后则更常见于女

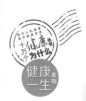

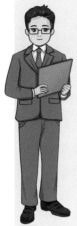

性。出现青春期后痤疮的原因可能与内源性或外源性雄激素、月经周期、吸烟和使用化妆品等有关，其他可能发挥作用的因素还包括应激、饮食、作息是否规律等。一项病例对照研究发现成年女性痤疮发病与青春期痤疮史、痤疮家族史、无既往妊娠、多毛症、从事办公室工作、心理应激水平较高，以及每周摄入的水果、蔬菜或鱼类很少有关。

青春期后痤疮到底要不要治疗

痤疮并非必须治疗，但若对患者造成痛苦、美观问题，或对生活质量造成其他负面影响，或者为了尽量减少炎症后色素沉着和瘢痕等常见后遗症，治疗通常可带来益处。简单来说，痤疮不严重，对生活影响不大，可以不用治疗。

日常生活和痤疮发病息息相关

痤疮和饮食有没有关系？答案是肯定的。痤疮患者在日常生活中需要注意限制高糖、油腻饮食及奶制品尤其是脱脂牛奶的摄入。容易被我们忽略的是，适当控制体重、规律作息、避免熬夜及过度日晒等均有助于预防和改善痤疮发生。皮肤护理上，痤疮患者的皮肤清洁可选用控油保湿清洁剂洁面，去除皮肤表面多余油脂、皮屑和微生物的混合物，但不能过度清洗，忌挤压、搔抓。需要根据皮肤类型选择适合的护肤品配合使用。

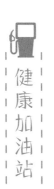

**青春期后痤疮治疗和其他痤疮
有什么不一样吗**

青春期后痤疮和其他痤疮的治疗方案类似。除了常规外用的维 A 酸类、壬二酸、水杨酸，口服异维 A 酸等治疗，有些激素疗法即使在没有雄激素过多的情况下也可改善临床症状。

（曾倩雯　陈爱军）

59. **太田痣**能祛除干净吗

小美明年就 18 岁了，脸上的淡褐色斑让小美越来越缺乏自信。去医院就诊，医生说是太田痣。那太田痣能祛除干净吗？我们的答案是：可以。

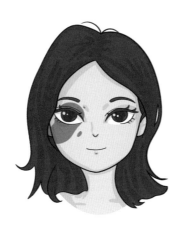

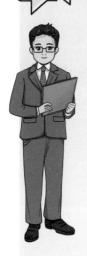

太田痣是什么病

太田痣又称上腭部褐青色痣、眼皮肤黑素细胞增生病，是太田于 1938 年首次描述的一种波及巩膜及同侧面部沿三叉神经眼支、上颌支走行部位的灰蓝色斑片损害，超过一半的病例在出生时或出生后一年内出现皮损表现，其余病例在围青春期出现明显的皮损表现。

太田痣的肤色改变怎么治

太田痣的肤色改变可以使用激光治疗，其疗效已在多项病例对照研究和非对照研究中得到证实。通常需要多次治疗，但一般可以获得良好至极佳的结局。治疗效果从皮损变淡到完全清除不等，一般需要至少 3 次治疗，每次治疗间隔 3~6 个月，术后不留瘢痕，但治疗有可能导致局部肤色过深或过浅。

太田痣患者除了皮肤，还需要关注哪些

太田痣可发生症状性或无症状的神经皮肤黑变病，通常会有皮肤病变同侧的中枢神经系统受累。约 10% 的患者会发生青光眼，此外还有同侧感音神经性听力下降的相关报道。所以，太田痣患者可以每年进行一次眼科检查，必要时进行听力相关检查。

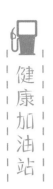

更多太田痣患者会关心太田痣会不会恶变的问题，其实太田痣一般很少发展为黑色素瘤。虽然黄色人种及黑色人种更易患太田痣（女性与男性患者的比例约为4：1），但大部分太田痣发展为黑色素瘤的病例见于白色人种，平均诊断年龄约 50 岁。

（曾倩雯　陈爱军）

60. 婴幼儿身上的

蒙古斑能消吗

提到蒙古斑，可能大家会觉得陌生。但若是说到婴幼儿腰骶部、臀部出现的灰蓝色斑，相信大家都见过，而这就是蒙古斑。蒙古斑又称胎斑，是新生儿最常见的色素性病变。大家可能会有个疑问，婴幼儿身上的蒙古斑能消退吗？我们的答案是：可以。

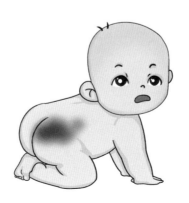

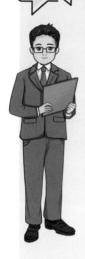

蒙古斑需要特殊处理吗

蒙古斑多在儿童 5 岁之前消退。到 6~10 岁时，绝大多数患儿的病变都已消失。但约 3% 的病变持续至成年，特别是骶外部位病变。蒙古斑不会恶变，最常见的发病部位为骶臀部，其次是肩部，位置相对隐蔽，不影响美观。所以，蒙古斑无须特殊处理，待其自然消退即可。

要分清蒙古斑和瘀斑

因为蒙古斑大多表现为边界不清的蓝灰色斑片，少数表现为蓝绿色或棕色。所以乍一看，蒙古斑很容易被误认为是新发的瘀斑。甚至让家长们担心婴幼儿是不是发生了意外导致出现瘀斑。但蒙古斑的消退会持续数月至数年，瘀斑一般短期内逐渐消退。蒙古斑的颜色和部位也具有一定特征，没有肿胀或压痛，这也有助于与瘀斑相鉴别。

（曾倩雯　陈爱军）

61. 嘴唇老是脱皮干燥，

是**唇炎**吗

随着生活水平不断提高，口红成了女性朋友的生活必备品，有不少朋友发现长期使用口红后嘴唇老是干燥脱皮，不禁要问这是唇炎吗？日常生活中一次性餐具的过多使用、辛辣刺激饮食越来越多，嘴唇出现干燥脱皮，甚至溃烂，这是唇炎吗？总是忍不住舔嘴唇撕嘴皮，嘴唇干燥脱皮，这是唇炎吗？答案是肯定的。

专家说

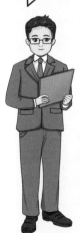

为什么会患唇炎

唇炎是唇部的急性或慢性炎症，多表现为干燥、脱屑、发红、开裂、水肿，伴瘙痒、烧灼感等。引起唇炎的因素很多，较为常见的有接触刺激物或变应原，如唇部化妆品、口腔卫生用品中的刺激剂等，特应性皮炎，长期日光暴露以及感染等，一些患者甚至可能同时存在多种诱发因素。所以，当我们唇部出现脱皮干燥等症状时，一定要仔细想想是什么原因诱发的，然后尽量避免这些诱发因素，必要时可到医院做斑贴试验找到可能的诱发因素。

唇炎护理要点

消除生活环境中的致病刺激物或变应原是治疗刺激性或变应性接触性唇炎的主要方式，比如避免使用

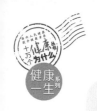

含香料、防腐剂、羊毛脂或其他可能变应原的润唇膏。还需要注意口腔卫生用品，如牙膏和漱口水，以及某些食物，如芒果、柑橘类果实和肉桂等，引起迟发型超敏反应。如若是，应尽量避免使用或食用。若症状严重，可在专业医生指导下外用皮质类固醇、钙调磷酸酶抑制剂等药物，可联用润肤剂（如凡士林）。

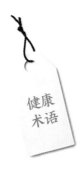

健康术语

斑贴试验

是识别变应性接触性皮炎中具体变应原的必要检查。最常用的斑贴试验方法是将待检测的变应原封闭贴敷于检测者背部皮肤，持续 48 小时后观察结果。

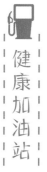

健康加油站

皮肤科常见的唇部疾病是唇炎，但并非所有的脱皮干燥甚至溃疡都是唇炎，比如还可能是扁平苔藓、红斑狼疮、营养缺乏等出现继发性唇部受累。所以，我们需要先确诊是否为唇炎，是哪一种唇炎，然后再针对性地治疗和护理。

（曾倩雯　陈爱军）

62. 为什么医生说
脸上的痘痘千万
不要自己挤

我们日常所说的痘痘或者青春痘，专业术语为痤疮。说到痤疮，相信很多朋友都有过自己用手去挤痘痘的经历。但是去医院就诊时，医生会劝诫我们千万不要自己去挤痘痘，为什么呢？原因在于健康风险很大。

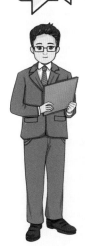

专家说

危险三角区，不能随便挤

我们面部有个危险三角区，就是由口角两侧至鼻根区的三角区，这个区域的血液循环十分丰富，而且和颅内的静脉海绵窦相通，挤痘痘时血液反流，细菌很容易进入深静脉，引起败血症、脓毒血症，甚至颅内感染。这也是为什么有时我们会看到有人因挤痘痘却住进重症监护病房（ICU）的新闻报道。

痤疮不能挤，有其他办法吗

轻度痤疮可尝试非处方药物治疗，如含阿达帕林、过氧化苯甲酰、水杨酸或其他治疗成分的药物。但需注意过氧化苯甲酰或水杨酸有一定刺激性，刚开始使用时应小范围试用。联合两种药物治疗可增加疗效，较为严重的痤疮建议咨询专业医生。

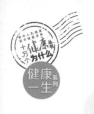

关键词

多汗症

医生说不要自己挤痘痘，为何医院有针清项目

所谓的针清，又名粉刺去除术。是专业操作人员在皮肤消毒后使用针头、无菌小刀或刀片轻柔地去除粉刺顶部或扩大开口，以达到去除粉刺的效果。除此之外还可运用粉刺针对皮肤施加压力，从而通过挤出器的开口移除角质栓或粟丘疹。但这些操作的前提是在消毒皮肤后运用无菌器械完成，所以需要专业人员操作。

（曾倩雯　陈爱军）

63. **多汗症**让我握手就尴尬，怎么办

小美在日常社交中，因为手掌出汗过多，和对方握手时倍感尴尬，甚至害怕与人握手。在工作中，也因为手掌出汗过多，担心弄脏纸张，影响工作效率。这种握手尴尬的情况，有办法解决吗？我们的答案是：有办法。

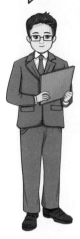

出汗多是一种病吗

　　局限于身体某些区域的特发性多汗也称为原发性局灶性多汗症，通常累及腋窝、手掌和足底，也可累及面部、头皮、腹股沟等其他部位。对于多汗症，我们可以通过外用止汗剂、药物等缓解症状，还可以通过肉毒毒素注射、手术等方式解决多汗带来的尴尬。

不同部位多汗症处理方法

　　不同部位的多汗症可以选择的处理方法也是不一样的。腋窝多汗症的主要治疗方法包括应用止汗剂、肉毒毒素注射、微波热解疗法、外用或口服药物以及手术治疗。对于手掌或足底多汗症，尽管用于腋窝多汗症的很多方法对手掌或足底多汗症有效，但方法、疗效略有不同。比如离子渗入疗法对手掌或足底多汗症可发挥更大作用。

足底多汗症的支持性措施

　　对于足底多汗症，大家可以勤换袜子和鞋，以及使用吸湿鞋垫和吸湿足粉，避免穿不透气的鞋子。皮鞋、棉袜、羊毛袜等对足部多汗的朋友有所裨益。不推荐使用可使潮气聚集的合成材料。

关键词

唇毛 脱毛

健康加油站

多汗症除了多汗，还可能引起其他皮肤病的发病率增加。有研究发现患有多汗症的朋友在多汗部位发生皮肤癣菌病、角质松解症、病毒疣的可能性更高。在多汗症个体中特应性皮炎和其他湿疹样皮炎的发生率也更高。如果是全身性的多汗，还要考虑身体是否存在其他原因，比如结核感染、恶性肿瘤、内分泌疾病等，还可能是某些药物引起的继发性多汗。

（曾倩雯　陈爱军）

64. **唇毛很多**很尴尬，哪种方法最好

小美每天早上都喜欢喝一杯热气腾腾的牛奶，可一到冬天，这事儿就尴尬了。因为她的唇毛又黑又浓密，喝牛奶时牛奶和蒸汽很容易残留在唇毛上，让小美尴尬得想要立即去除又黑又粗的唇毛。小美了解到脱毛的方法很多，哪种方法最好呢？其实各种脱毛办法，只有适合自己的才是最好的。

脱毛方法很多，各有利弊

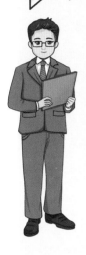

　　脱毛的方法分为暂时性脱毛法和有可能永久脱毛的方法。前者包括拔毛、刮毛、化学脱毛剂，后者包括电解、激光、强脉冲光等治疗。至于哪种方法最好，取决于大家的喜好、对疼痛的耐受性、并发症风险及治疗费用。首先是拔毛，拔毛可达到6~8周的暂时性脱毛效果，但有轻微疼痛感，适合面部特定区域的少量毛发。蜜蜡脱毛可以用于去除大量毛发或者大面积脱毛，同样也会让人有轻微不适。化学脱毛虽不引起疼痛，但味道难闻，且可能会引起刺激。只要大家能耐受，没有出现严重不良反应，化学脱毛基本可用于身体任何部位。

　　另外两种脱毛方法是大家普遍接受，也是比较推荐的脱毛方法。一种是剃毛，剃毛较为安全，可以在身体任何部位使用。不过剃毛属于暂时性脱毛，需要频繁重复，需要强调的是重复剃毛不会导致毛发变粗。但操作不当的话，剃毛可能对皮肤造成刺激。另一种推荐的就是激光或强脉冲光脱毛，这种办法属于有可能永久脱毛的办法。市面上的脱毛仪器很多，激光或强脉冲光脱毛时的不适感正逐渐降低。不过相较其他办法，激光或强脉冲光脱毛的费用较高，操作不当可能出现水疱，甚至瘢痕。

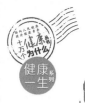

关键词

色素痣　恶性黑色素瘤

激光脱毛成了更多人的选择，但并非所有人都适合激光脱毛。比如脱毛部位有单纯疱疹、湿疹、痤疮等皮肤病的朋友，比如近期有暴晒史，还比如脱毛部位有严重瘢痕疙瘩、文身的朋友也建议尽量别做。当然了，孕期、哺乳期的女性朋友，我们也建议晚点再脱毛。

（曾倩雯　陈爱军）

65. **身上的痣**突然**变化很大**要小心吗

小林从小就发现自己身上的痣特别多，但是最近发现有一颗痣突然变得很大，偶有破溃。到医院就诊，医生说：身上的痣突然变化，要当心恶性黑色素瘤。

色素痣不等于恶性黑色素瘤

自我们出生开始，皮肤表面可能或多或少出现一些色素痣。绝大部分色素痣伴随我们一生且不发生变化，而极少数的色素痣却可能突然改变，比如出现破溃、增大、颜色改变等，如果发生这些改变，应该尽

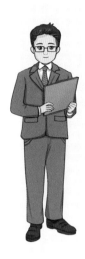

快就医，让专业的医生帮大家鉴别是不是恶性黑色素瘤。恶性黑色素瘤是一种严重的皮肤癌，任何皮肤部位都可发病，包括口腔、鼻腔或生殖器内侧皮肤。若不及时治疗，病变可播散到体内器官。

恶性黑色素瘤鉴别技巧

虽然恶性黑色素瘤看着类似棕色、黑色的痣或胎记，但是它也有一些特征可用于与正常痣和胎记鉴别。这些特征可简单归纳为 ABCDE。

非对称性（asymmetry）——恶性黑色素瘤在我们皮肤表面上呈现出来的形状是不对称的。

边缘（border）——恶性黑色素瘤的边缘是不整齐或者呈锯齿状的边缘。

颜色（color）——恶性黑色素瘤可呈不同颜色或混合颜色，如褐色、蓝色、红色、黑色等，通常多于 2 种颜色。

直径（diameter）——恶性黑色素瘤的直径一般大于 0.5 厘米。

变化（evolution）——恶性黑色素瘤的大小、颜色或形状可逐渐发生改变。

除了 ABCDE 的变化外，恶性黑色素瘤还可出现出血、溃烂。但是大家也不必紧张，如果自己认为有些异常，可到皮肤科就诊治疗。

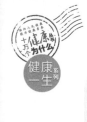

恶性黑色素瘤可以预防吗

尽管我们不能完全预防恶性黑色素瘤，但已经明确的是日光暴露和日晒伤是恶性黑色素瘤发病的一大原因，所以避免过多的日晒有助于预防恶性黑色素瘤。具体措施有：上午 10 点至下午 4 点避免日晒，涂抹防晒霜并且每隔 2~3 小时补涂，戴宽檐帽、穿长袖长裤等防晒服，这些都是日常生活中我们需要做到的。

（曾倩雯　陈爱军）

66. **白癜风**会不会传染

爱美之心，人皆有之。一个夏天过后，小美突然发现自己的皮肤出现斑片状变白褪色。见了医生，医生说是白癜风。小美感到恐慌，随后又开始担心白癜风会不会传染给家里人？我们的答案是：不会。尽管白癜风的发病机制还不明确，但已经明确的是白癜风不具有传染性。

关注白癜风患者的心理健康

白癜风可能对患者的心理带来极大的负面影响，主要是对自我形象的否定和出现自卑心理。白癜风带

关键词

白癜风　传染性

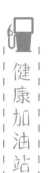

来的精神卫生和情绪负担在女性患者和深肤色患者中更为严重，因为肤色偏深时白癜风的白斑更为明显。有学者根据抑郁症特异性问卷调查发现，白癜风患者的抑郁症患病率为 29%。所以，我们需要更多地关心身边患白癜风朋友的心理健康问题。

白癜风患者尽量避免皮肤外伤

对于已经有白癜风的患者朋友，我们建议尽量不要让自己的皮肤受到损伤，比如摩擦、搔抓、长期压迫或切割伤等。因为反复机械创伤和其他类型物理创伤以及变应原或刺激性接触反应可在颈部、肘部、踝部等部位诱发白癜风。这种现象在医学上称为同形反应，用于描述皮肤创伤部位发生的皮肤病变。文献报道，20%~60% 的白癜风患者有同形反应。

健康加油站

不是所有的白斑都是白癜风

我们皮肤上还有一些疾病也以色素脱失为特征，但是它们不是白癜风。比如我们在出生时就有或在出生后几年内被发现的色素减退痣；经常累及儿童面部，表现为曝光部位轻微脱屑的色素减退斑的白色糠疹；躯干四肢常见的由真菌感染引起的花斑癣等，还有很多以色素减退斑为主要表现的疾病，但是它们都不是白癜风。

（曾倩雯　陈爱军）

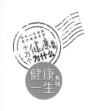

67. 为什么不要用含有**激素**的护肤品

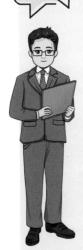

关键词

激素 护肤品

　　小林工作的办公室最近都在热议一款号称能快速见效，使用后皮肤又白又亮的祛斑产品，因为她的一位同事使用后皮肤很快变好了。小林跃跃欲试，但还是很谨慎地向专业医生咨询，医生建议不要用，可能含有激素。小林纳闷了，明明同事用了效果很好，为什么我们不要用含有激素的护肤品呢？因为含激素的护肤品，短期使用效果显著，倘若长期使用则可能出现激素依赖性皮炎。

专家说

激素依赖性皮炎有哪些表现

　　长期外用激素制剂所致激素依赖性皮炎的经典表现包括皮肤变薄、潮红、毛细血管扩张，局部可有粉刺、丘疹、脓疱；另外还可表现为皮肤干燥、脱屑、龟裂，甚至出现萎缩、星状瘢痕等；此外还有色素沉着或色素减退、毳毛增粗变长。我们的主观感受可能就有灼热、肿胀感、紧绷感，还可有瘙痒、疼痛等症状。

不小心中招了激素依赖性皮炎，怎么办

　　首先应避免面部按摩，急性期可行冷喷、湿敷等处理。其次避免食用辛辣、刺激性食物及饮酒。多食蔬菜、水果等富含维生素的食物。此外，长期外用糖皮质激素易导致皮肤变薄，皮肤屏障功能被破坏，皮肤对外界各种理化刺激的敏感性增高，遇到风吹日晒、炎热、进食刺激性食物后症状加重。所以，日常护肤中大家可使用修复皮肤屏障功能的功效型护肤品，以降低皮肤敏感性。

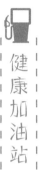

健康加油站

使用含激素的制剂可能导致激素依赖性皮炎，那激素类药物是不是坚决不能使用？答案是否定的。出现激素依赖性皮炎的诱因很多，包括不能正确、合理地选用外用的糖皮质激素；在不适宜选用中、强效糖皮质激素及含氟的糖皮质激素的部位使用了不合适的激素类药膏；使用激素时间过长等。只要是在专业医生指导下正确使用激素类药物，大家是不用担心出现激素依赖性皮炎的。

（曾倩雯　陈爱军）

68. 中药粉剂做面膜
可以直接敷脸吗

关键词

中药面膜　护肤

信息时代给我们爱美女士带来了很多护肤干货，也提高了很多女士的动手能力，大家可以在互联网上找到各种纯植物面膜、中药面

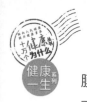

膜、牛奶面膜的制作攻略，自己动手变美。那这些中药粉剂做的面膜可以直接敷脸吗？我们的答案是可以用，但有前提。

慎用中药粉剂制作的面膜，原因何在

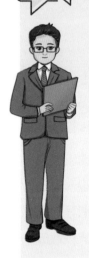

中药面膜是以中医理论为指导，将中药粉剂或中药提取物与适当基质混合均匀涂抹于面部，在皮肤上形成覆盖膜，从而起到护肤、保湿、清洁、治疗面部皮肤疾病等作用。专业中医辨证后给予的个体化中药面膜一般是无明显毒副作用的，但由于中药成分相对复杂，所以有易过敏体质等特殊体质的朋友如果直接外用中药粉剂的面膜可能出现过敏症状，比如皮肤红斑、瘙痒等，如若出现应立即停用，并及时就医。有些中药面膜打着"速效美白""快速见效"的旗号，为达到速效的目的，可能添加激素成分，外用之后短期效果明显，常用之后可能出现激素依赖性皮炎。

中药面膜质量把控很重要

中药面膜制作过程中严格把控质量的可以用，自己动手制作的面膜建议大家慎重使用。我国地大物博，很多中药都能在不同地区找到最适合的生存土壤。不同地区出产的同种药材，其成分含量差异明显。中药也不是从山上土里直接采摘后就用。中药的炮制对药效影响也非常大，甚至关系到原材料是否有毒有害。所以中药面膜的质量安全需要严格把控，自制中药面膜存在一定的安全风险。

（曾倩雯　陈爱军）

第三章

眼睛的美丽健康密码

一

近视眼
也爱美丽

1. 戴眼镜会导致**眼睛变形**吗

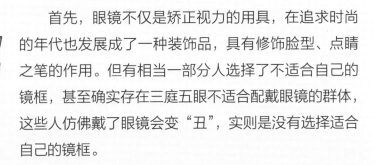

关键词

眼镜 突眼 死鱼眼

妈妈带 14 岁的小红到屈光门诊检查视力，医生发现小红已经有 500 度的近视了，建议小红的妈妈给孩子配戴眼镜矫正视力，但小红的妈妈却认为小红这双大眼睛一旦戴上眼镜会变形变丑，非常抵触给青春期的小红配戴眼镜。戴眼镜真的会导致眼睛会变形吗？我们的答案是：不会。

专家说 为什么戴眼镜后看起来眼睛变形了

戴眼镜是不会引起眼睛变形的。

首先，眼镜不仅是矫正视力的用具，在追求时尚的年代也发展成了一种装饰品，具有修饰脸型、点睛之笔的作用。但有相当一部分人选择了不适合自己的镜框，甚至确实存在三庭五眼不适合配戴眼镜的群体，这些人仿佛戴了眼镜会变"丑"，实则是没有选择适合自己的镜框。

其次，大多数人配戴的是近视眼镜，近视眼镜镜片属于一种凹透镜，凹透镜的作用与凸透镜（放大镜）相反，具有缩小事物的效果，在旁人看或自己照镜子时就会觉得眼睛变小了。在这个以大眼睛为美的时代，戴上让眼睛视觉上变小的近视眼镜确实看起来影响了"美"。

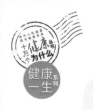

最后，许多不良的用眼、配镜习惯确实存在可能改变面容的可能。例如：长时间近距离用眼的群体，久坐以及过度用眼确实会让精神和体态出现改变，使眼神稍显木讷；镜框较粗的眼镜多会限制视野范围，因此戴镜者不自觉会通过转动脖子代替了转动眼球去看周边物体，眼球周边的肌肉得不到训练，眼睛自然缺少了些许的灵动。另外，市面上存在许多材料易变形、镜片过大的"时髦"的眼镜，在容貌、视力正值发育期的年轻人中尤其流行，过重的眼镜导致镜片下滑或者镜框变形歪曲，必然导致眼睛不在镜片的光学中心，度数从而增长，镜片变得更厚；还有单手摘镜、镜片刮磨等导致的镜框扭曲、度数不准都会给人"眼睛变形"的视觉效果。但这都不是戴眼镜引起的真正意义上的"眼睛变形"。

为什么很多戴眼镜的人都变成死鱼眼

确实存在一种"眼睛变形"，是不断增长的近视度数导致的眼轴增长、眼球突出所致，并不是配戴框架眼镜造成的。反而不戴眼镜、不正确用眼会导致近视度数更快地加深，眼轴也会随之增长，会有视觉上眼球突出更明显的可能，也有就是俗称的死鱼眼。

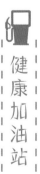

配戴眼镜是矫正屈光不正（近视、远视、散光）最有效且最重要的手段。尤其是发育中的青少年，视物不清除了造成生活学习的不便，度数更快的增长，甚至可能养成眯眼看东西的坏习惯，长此以往会影响角膜的平整度。对于确实不适合也不方便戴框架眼镜的群体来说，如果是青少年矫正近视，可以选用角膜塑形镜（俗称 OK 镜）；而度数稳定后的成年人则可以选择手术治疗，后面会详细提到。

（苏文如）

2. 经常配戴**隐形眼镜** / **美瞳**有坏处吗

小美是个近视眼，但是不爱戴框架镜，上网买各种美瞳换着戴，常常一戴就是一整天。渐渐的小美觉得眼睛很容易红，干涩得厉害，滴眼药水也逐渐不管用了。所以经常配戴隐形眼镜或者美瞳有坏处吗？我们的答案是：配戴隐形眼镜的时间长，诱发眼部疾病的风险就会大，在科学配戴隐形眼镜的情况下，诱发眼部疾病的风险会大大降低。

专家说

配戴隐形眼镜 / 美瞳可能诱发什么眼部疾病呢

隐形眼镜 / 美瞳护理液中的化学物质可能引起少数人的过敏反应，引发结膜炎。另外，戴镜时间过长、配戴透气性较差的隐形眼镜可能会导致角膜缺氧，从而诱发角膜上皮损害，影响角膜内皮，甚至引起角膜

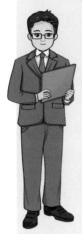

水肿，视力降低。而感染性角膜炎是配戴隐形眼镜人群中少见但严重的并发症。

如何科学配戴隐形眼镜呢

一般来说，隐形眼镜一次配戴时间不要超过 8 小时，每周配戴不要超过 5 天；镜片长期不戴，须经严格的清洗、冲洗、消毒后，浸泡在护理液中，每 3 天更换一次护理液；选择透氧性、含水量、保湿性好的镜片，这些都是避免隐形眼镜"副作用"的基本要求。当然，隐形眼镜不是所有人群都适合的，对于本身眼睛有炎症，全身状况不好，卫生习惯、生活及工作环境差，或对隐形眼镜护理液成分过敏的人群则不适合戴隐形眼镜。

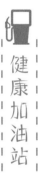

健康加油站

隐形眼镜除了起到脱镜、美观作用外，也有医用价值。比如，硬性透氧性角膜接触镜（rigid gas permeable，RGP）可以起到减缓近视进展的效果；角膜绷带镜可以起到保护角膜，促进角膜伤口愈合的效果。另外，双眼屈光度相差过大时，隐形眼镜也是解决双眼成像大小区别大的方法。

（苏文如）

3. **近视手术**选全飞秒
还是半飞秒

小丽准备通过近视手术来"摘镜"，网上各有观点，有人认为全飞秒效果好、更安全，也有人认为半飞秒效果好，恢复更快。小丽在纠结，到底是选全飞秒还是半飞秒？我们的答案是：两种手术各有优势，应当在专业医疗机构进行全面检查，由手术医生根据检查给出意见。

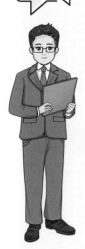

专家说

什么是全飞秒和半飞秒

我们需要先理解全飞秒和半飞秒的概念。全飞秒手术：全程只涉及飞秒激光，通过飞秒激光，在角膜中制造几十至一百多微米的微小透镜，以及一个 2mm 的小切口，并通过改切口，将透镜取出，改变角膜屈光度、达到治疗效果；半飞秒手术：除了涉及飞秒激光，还涉及准分子激光，飞秒激光制作 20mm 左右的角膜瓣切口，然后将这个瓣打开，再用准分子激光切削角膜，从而达到治疗目的。

全飞秒和半飞秒各自的优势有哪些

全飞秒手术因无瓣、切口小和角膜生物力学稳定等特点，具有更舒适、更安全、恢复更快、干眼发生

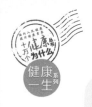

率更低等特点。但是其矫正范围有限，其适用于近视度数 1 000 度以内，散光 500 度以内的近视散光患者。

半飞秒手术适应证更广、可以矫正度数范围更大、视觉质量更佳。还可以进行术中眼球跟踪，因此精确性更高，可用于个性化治疗和增效手术。但半飞秒手术角膜瓣切口在 20mm 左右，对于从事容易伤及眼球的特殊职业者，安全性不及全飞秒手术。

手术怎么选

手术方式的选择应当结合自身的角膜厚度、角膜曲率、近视度数、职业等多方面因素，结合专业医生给出的意见，进行综合考量。

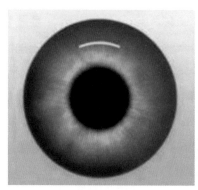

全飞秒手术

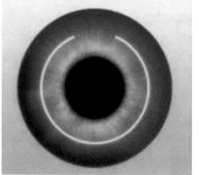

半飞秒手术

（苏文如）

4. 近视手术后还会**近视**吗

小丽已经在专业机构进行了术前检查，准备进行近视手术。但是身边朋友跟她说"术后还是会继续近视的，可能再次戴上眼镜"。小丽犹豫了，近视手术后还会继续近视吗？我们的答案是：一般不会出现再次近视的情况。但如果术后任性用眼，还是有可能再度近视的哦。

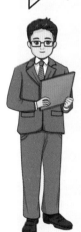

为何会再度近视

近视手术是矫正当前近视度数的手段，不是根治近视的一种方式，也不能预防近视。手术前两年，每年的近视增长度数不超过 50 度，则认为其是稳定的近视，这种患者术后只要不过度用眼，通常不会出现再次近视。再度近视常发生在术前度数不稳定、术后未遵医嘱、术后长时间过度用眼等情况下。

如何避免再度近视

• 经常近距离用眼的人，应减少近距离用眼时间，避免眼疲劳。

• 长期使用电脑的人，要在用眼 40 分钟后休息 10 分钟，避免过度用眼。

• 避免经常熬夜，多做户外运动。

• 避免暗光下用眼或长时间使用电子显示屏。

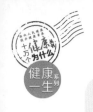

如再度近视，该怎么办

　　如果再次发生近视，可以选择专业的机构进行眼部情况的详细评估和检查。对于角膜情况较好的人群，可以选择进行二次增效手术。如无法进行二次增效手术，只能选择配戴框架眼镜。

（苏文如）

明亮的眼睛
需养护

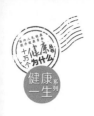

5. **眼白发黄**怎么办

职场达人萌萌因为近期承担了重大项目研究，每天没日没夜地对电脑整理资料，凌晨 3 点睡早晨 7 点起已是常态，这天同事提醒她眼白的地方泛黄，是不是熬夜导致了肝脏损伤出现了黄疸。可医院体检并没有异常，萌萌很疑惑也很害怕，眼白的地方为什么会发黄？该怎么办呢？我们的答案是：这是眼睛充血啦。

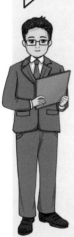

为什么眼白会发黄

实际上，眼白发黄有两种可能，如果合并了全身皮肤发黄，那就有潜在黄疸的可能或是吃了过量含色黄素的食物；如果只是眼白发黄，那更可能是充血导致。眼白发黄实际上并不是"黄色"，是眼白表面的结膜血管充血在"白眼仁"背景下显得发黄。至于充血的原因有很多，平时过度用眼、慢性结膜炎、干眼症等都可能造成这种现象。

眼白发黄该怎么办

首先应排查第一种情况，如果合并了全身皮肤发黄、精神不济、皮肤瘙痒那就尽快去医院就诊排查黄疸的可能；如果是因为吃了太多胡萝卜、橘子等食物，则多饮水，待色素排出即可缓解。而第二种情况，由于眼睛充血导致视觉上的眼白发黄，则应远离过敏原、适度用眼、保持用眼卫生，必要时使用人工泪液可缓解眼部充血的症状。如果症状不改善或者合并了其他眼部不适，建议及时到眼科就诊，对症治疗。

（苏文如）

6. 眼睛总是红红的怎么办

小陈最近为了工作应酬，生活作息不规律，喜食辛辣食物。一周前起床发现双眼发红，休息后可以自行缓解，但是反复发作。小陈到眼科就诊，咨询眼红的原因是什么造成的？我们的答案是：作息、饮食是眼红的形成因素之一。

眼睛发红是什么原因呢

一般情况下，如果眼红不伴分泌物渗出，通常是生理性的血管扩张，休息后即可缓解，但如果是眼红又伴有分泌物，就是俗称的红眼病，医学名词为急性细菌性结膜炎，眼白受到了细菌感染，血管就会扩张，眼睛就"红"了。但是眼睛红了就一定是红眼病吗？其实除了结膜炎外，还有很多种疾病都会引起眼红，

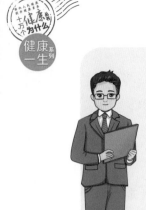

例如葡萄膜炎、青光眼，这些都是对眼睛视力损害很大的疾病。

出现什么情况下的眼红要及时就医呢

严重的眼部症状会导致眼睛发红，这些症状可导致眼睛疼痛，感觉有东西卡在眼睛里（异物感），产生视力模糊和畏光。如果出现这些症状，请寻求紧急护理。戴隐形眼镜的人一旦出现红眼病就需要停止配戴隐形眼镜。如果您的症状在 12~24 小时没有开始好转，请预约眼科医生就诊，并确保您没有因为使用隐形眼镜而引起更严重的眼部感染。

有什么生活中就能应对眼红的方法呢

• 敷眼睛：将一张干净的无绒布在水中浸湿并拧干以作为敷布，然后轻敷在闭合的眼睑上。通常，冷敷舒缓效果最好。如果红眼病仅影响单眼，请勿用同一块布触碰两只眼睛，这可以降低红眼病从一只眼睛扩散至另一只的风险。

• 尝试使用滴眼液：非处方的人工泪液滴眼液可以缓解症状。有些滴眼液含有抗组胺药或其他药物，对过敏性结膜炎患者有帮助。

• 停用隐形眼镜：如果您配戴的是隐形眼镜，可能需要暂停使用，直至眼睛感觉好转。停用隐形眼镜的时长取决于引起结膜炎的原因。咨询医生的意见，看您是否应该扔掉一次性隐形眼镜、清洁液和眼镜盒。如果您配戴的并非一次性隐形眼镜，请在再次使用前彻底清洁。

- 生活方式与饮食：生活作息规律，避免辛辣食物、过敏原（环境、饮食），这是从生活中避免红眼病最简单也是最根本的办法。

（苏文如）

7. 真的有能让

睫毛变长的眼药水吗

小黄一直羡慕自己的闺蜜有天生的浓密睫毛，为了自己也拥有又黑又长的睫毛，小黄尝试了很多方法，但效果总是难如人意。最近小黄听说有一种眼药水，可以使睫毛变浓密，便迫不及待地打算尝试。真的有让睫毛变长的眼药水吗？我们的答案是：有，但这种眼药水主要是用于青光眼治疗的，有不良反应，不建议用于促进睫毛生长。

专家说

哪些成分能促进睫毛生长

前列素类滴眼液：是用于青光眼患者降眼压的一类眼药水，包括拉坦前列素、曲伏前列素、贝美前列素滴眼液等。不良反应主要是滴眼药水后局部烧灼、

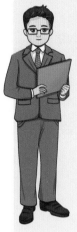

刺痛、结膜充血。长期使用可能导致睫毛增长，很多青光眼患者睫毛很长，可能与这种滴眼液的使用有很大关系。但这一成分可能刺激皮肤，导致眼皮黑色素沉着以及眼睛发红等不良反应，所以不是促进睫毛生长的好的选择。

有什么方式可以让睫毛变浓密呢

种植睫毛，粘贴假睫毛，使用睫毛夹和睫毛膏都是直接快捷促进睫毛生长的方法啦。其他的方法可能大家也尝试过，比如剪睫毛、各种睫毛生长液、涂维生素E等。剪睫毛的话，可能只会导致睫毛生长过程中扎眼皮的不适感；大多数睫毛生长液可能只是加入了一些着色剂的成分，让睫毛视觉上变长变粗；至于维生素E目前也没有临床证据证明可以让睫毛变长。国家药品监督管理局尚未批准任何具有促进睫毛生长功效的化妆品。所以，总的来说，对待睫毛长不长这件事情，大家还是"佛系"一点吧。

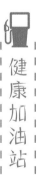

健康加油站

米诺地尔是常用于脱发的药物，需要在皮肤科医生的指导下使用，这种药物并不适用于所有脱发情况。但米诺地尔难溶于水，需要借助有机溶剂来溶解，所以有着不小的刺激性，国家药品监督管理局已经把它列入了禁用化妆品成分。所以，市面上流通的睫毛生长液是不会有这个成分的，也不应该将米诺地尔用于刺激睫毛生长。

（苏文如）

眼部整形
知多少

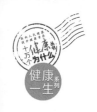

8. 种**假睫毛**会不会
伤害眼睛

假睫毛　干眼症

一直想拥有浓密睫毛的小黄，最近又让网上种假睫毛的广告"种了草"。看到种假睫毛后让人惊艳的效果，小黄心动了，但又担心会不会伤害眼睛，毕竟眼睛是心灵的窗户。我们的答案是：种假睫毛可以增加眼睛的神采，但如果操作不当或护理缺失确实存在伤害眼睛的风险哦！

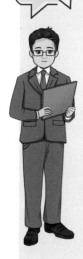

专家说

睫毛有哪些作用

睫毛首先有保护作用，是眼睛的第二道防线。上下睑缘睫毛似卫士，排列在睑裂边缘，若有尘埃等异物碰到睫毛，眼睑会反射性地合上，以保护眼球不受外来侵犯。睫毛还有遮光，防止灰尘、异物、汗水进入眼内和对角膜、眼球进行保护的作用。睫毛还能防止紫外线对眼睛的伤害。其次，睫毛可以美化眼睛，改善眼型，让眼睛变得有神，时尚漂亮。

种植假睫毛可能会存在的风险

睫毛种植是将假睫毛通过黏合剂粘贴在自身睫毛的根部，使原有的睫毛看起来更加浓密，使眼睛看起来更加神采奕奕。睫毛的种植需要在正规机构，一般不会对眼睛产生危害。但是如果在非正规机构移植或者不正确使用，则会对眼睛产生一些危害，例如眼睛过敏、眼睛感染、眼部神经损伤等。所以广大求美者在决定种假睫毛后，应选择正规的机构、专业的人员、合格的产品，尽量规避以上危害。此外种睫毛前求美者如果有感冒、发热，应在疾病恢复后再去进行，同时女性求美者在月经期也不可以进行种植假睫毛的操作。

种植假睫毛后出现眼干痒流泪怎么办

种完睫毛晚上睡觉流眼泪通常与睫毛掉进眼睛里有关，一般无须特殊治疗，将睫毛取出即可。除此之外，这也可能与种睫毛时操作不当或使用材料不当，导致诱发结膜炎、过敏或角膜炎等有关，建议及时去医院咨询医生，进行针对性治疗。

如果接种永久性假睫毛也可能诱发睑板腺开口堵塞，从而导致泪液蒸发过快、泪膜的油脂分布不均，这些也会引起慢性干眼症。若出现这种情况，建议减少化妆（尤其是眼妆），联合人工泪液和夜间热敷，可以好转。另外，可以在医生的指导下使用妥布霉素滴眼液、依诺沙星滴眼液等药物来改善症状。

（苏文如）

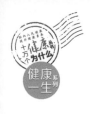

9. "**上睑下垂**"怎么办

　　小鱼经常被同学说性格"高冷",他一直感到非常困惑,有一次实在忍不住问同学原因,同学说在平时看小鱼,他的眼睛经常半睁不睁的样子,让人感觉十分的高傲。小鱼这才明白,原来是因为他一直以来的"下三白",他也一直疑惑:其实自己平时读书看东西一切正常,那么这样的下三白是正常的吗?我们的答案是:正常。

专家说

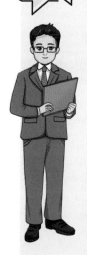

什么是"下三白"

　　爱美人士很多受"下三白"的困扰,认为上眼皮过多地遮住了自己的"黑眼珠"。在医学上,上眼皮遮住部分角膜是正常的,一般上眼皮可以遮住 1~2 毫米角膜,过度的遮挡称为"上睑下垂",这是眼科的常见疾病。因此可以测量小鱼的上睑下垂程度,如果小鱼的上眼睑遮挡范围在 2 毫米内,那么属于正常的生理性上睑下垂,不必处理,但如果超过这个范围,可能会影响眼睛正常的视物,那么就需要矫正。

上睑下垂的病因

　　病因可分为神经源性、肌源性、腱膜性和机械性 4 种。大部分的上睑下垂是由于先天性上睑提肌发育不良而引起,外伤、炎症和肿瘤也可以导致上睑下垂。

上睑下垂怎么办

对于一些病因明确的上睑下垂，以原发病治疗为主，比如重症肌无力引起的上睑下垂，可口服新斯的明；神经麻痹所致的上睑下垂可以口服维生素 B_1、肌内注射维生素 B_1 等营养神经的药物。

对于大多病因的上睑下垂并没有药物性或者外用性的纠正和治疗方式，最有效的处理依然是手术，以达到改善其功能和美容的效果。

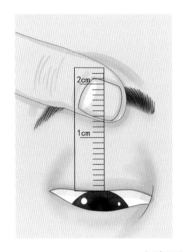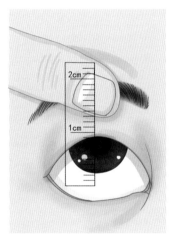

上睑下垂的测量

健康加油站

上睑下垂根据严重程度可以分为三类。

轻度：上睑缘遮盖角膜上缘不超过 3 毫米。

中度：遮盖 1/2 角膜。

重度：遮盖超过 1/2 角膜或全部角膜。

（苏文如）

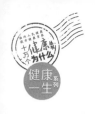

10. **开眼角**是怎么回事

小华近来总觉得自己眼睛眼角有点圆，眼睛也有点小小的，不如别人美观。自己的好朋友最近做了个手术，看起来美美的，忙去问："丽丽，你做了什么手术，眼睛变漂亮了啊？"丽丽答："就是开眼角啊。"小华疑惑道："开眼角是什么，我也可以做吗？"我们的回答是：可以。

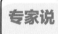 **专家说**

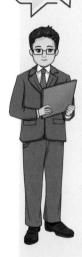

什么是开眼角

开眼角实际上是内外眦成形术的俗称，大多数东方人的内眼角会被一层皮肤遮挡，这个就叫作内眦赘皮，开眼角实际上就是通过手术的方式，去除内眦赘皮，延长睑裂的水平长，以求达到放大眼睛的效果。

开眼角适用于以下人群：①内眦赘皮太明显，双眼眼距较宽；②先天性小眼症，或者眼睛过小希望通过手术矫正。需要注意的是，并不是人人都适合开眼角，由于开眼角使睑裂延长，眼距偏窄的人开眼角，反而会破坏五官的协调；此外，由于开眼角的创口在皮肤侧，瘢痕体质的人群开眼角易留下瘢痕，也是要慎重考虑的。

开眼角的方法有哪些

开眼角目前在临床上应用较多的方法有：Z成形术和四瓣法。前者适用于轻度内眦赘皮，后者则适用于各种类型内眦赘皮。

开眼角后需要注意什么呢

◆ 注意保持伤口部位清洁，避免受到感染。使用无菌生理盐水涂擦眼部伤口可以有效地消除伤口的分泌物，切记不要直接用清水擦拭。

◆ 不要乱吃镇痛药。一般开眼角修复手术后会出现伤口部位疼痛的症状，但这些疼痛会逐渐减轻消失的，所以不要乱吃药物来止痛。

◆ 用冰袋冷敷眼部。为防止手术后会出现伤口出血或者伤口红肿的症状，手术后可以用冰袋冷敷一下眼部。

◆ 注意饮食。手术后，患者要注意饮食习惯，不要吃辛辣、刺激性强的食物。饮食尽量要清淡，多吃一些富含蛋白质的食物，还有水果蔬菜等，有助于伤口恢复。

◆ 注意眼睛休息。手术后的两个星期之内，尽量不或少看电视、上网、玩手机、看报纸等，以免眼睛疲劳，影响伤口的恢复。

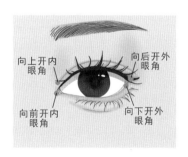

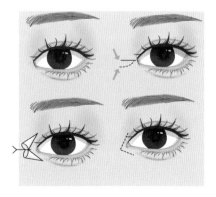

（苏文如）

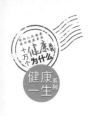

11. **双眼皮手术**怎么选择

关键词

双眼皮 肿眼泡

"哎呀，自己这个单眼皮，总感觉眼睛小小的。"小张看着镜中的自己有点无奈地说道，这时好友说："趁着放假，去做个双眼皮手术吧。""双眼皮手术怎么做呢？"小张有点疑惑。关键就是要到有资质的正规机构，由专业医师来帮助你选择并手术。

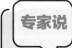

专家说

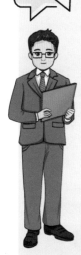

什么是双眼皮手术

双眼皮手术又名重睑术，亦称双眼皮成形术，是整形美容外科最常见的手术之一，也是大多数人接受的第一个微整形手术。通过多种术式，形成重睑，以达到双眼皮的效果。在手术过程中还可以通过选择合适的术式，解决部分皮肤松弛和肿眼泡的问题。

手术如何选择呢

就目前而言，双眼皮手术主流术式有三种：埋线双眼皮、切开双眼皮、三点双眼皮（也叫微创式双眼皮）。

◆ 埋线双眼皮创伤小，恢复快，但是适应证比较窄，一般来说更适合皮肤比较薄，没有内眦赘皮或者伴有轻微内眦赘皮，以及没有肿眼泡的年轻人，但通常只能维持几年的时间，可能到时候还是需要全切修复。

◆ 切开双眼皮就是通过手术在上眼皮处做一个切口，通过去除多余的皮肤及脂肪，将眼睑皮肤固定在一定高度的睑板上形成双重睑，几乎适合所有皮肤类型，但创伤比较重，恢复时间相对较长。

◆ 三点双眼皮，顾名思义，在眼睑皮肤上切开三个小切口，在内部通过直接缝合的方式形成双眼皮，优势是创伤小，效果持久，缺点是不能解决皮肤松弛和肿眼泡的问题。大家可以根据自己的具体情况按需选择，此外，严重瘢痕体质的人群要慎重选择双眼皮手术。

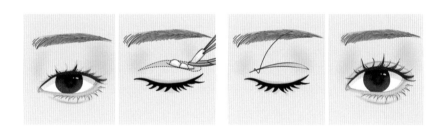

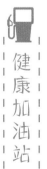

健康加油站

眼睑为疏松组织，术后完全恢复自然形态需要 3~6 个月的时间。为促使早日恢复，可于拆线后做局部湿热敷；晚间及休息时可在切口位置上贴瘢痕软化膏等，以防止瘢痕增生及缩短瘢痕消退的时间。

（苏文如）

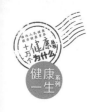

12. 什么样的人适合做
双眼皮手术

小美天生单眼皮，总感觉自己的眼睛小小的，没有精神。这让她在一群双眼皮人群中有点自卑，因此她老是在心里嘀咕："我适合做双眼皮吗，做完会不会好看呢"。我们的回答是：双眼皮手术是一把双刃剑，想要做手术的人需要慎重思考，多与医生沟通，以达到良好的效果。

专家说 ### 从了解自己眼部情况开始

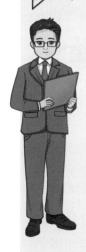

许多人认为，双眼皮手术能增加睑裂高度，使得眼睛炯炯有神，颜值更高，但是这并不意味着所有的单眼皮做完双眼皮手术后，都会变得更加好看。一个成功的双眼皮手术，除了和手术医生的审美及技术有关外，还与受术者的眼部结构及面部形态有关。

根据上眼睑皮肤的弹性和松弛程度，上眼睑一般分为3种（正力型、无力型、超力型）。正力型指的是上睑皮肤无松弛，弹性好，皮下脂肪充盈适中，多见于年轻人；无力型指的是上睑皮肤松弛，弹性差，皮下脂肪稀少，多见于中老年人；超力型指的是眼睑皮肤肿胀，皮下脂肪过度充盈。

哪些人适合做双眼皮手术呢

一般说来，如果身体健康，精神正常，单眼皮的人，都可以做双眼皮手术。但是术前眼裂长、眼睑皮肤薄、鼻梁高的人，手术效果会更好。

如果两只眼睛一单一双，则手术可以以双眼皮侧为标准，使得两边对称以起到美观效果。有些人的双眼皮睁眼即无，双眼皮手术可形成较宽的双眼皮。另外，中老年人的上睑皮肤松垂，缺乏美感不说，同时也会影响视物，双眼皮手术后能使眼部年轻，同时减轻眼部的不适感，使得视物无遮挡。有些特殊的眼型如三角眼、大小眼、八字眼，也可通过手术得到矫正。有些眼部疾病，如"内翻倒睫"及上睑下垂者，在进行矫正治疗的同时，做双重睑术可以"一箭双雕"，达到双重目的。上述手术一般适合于 16 岁以上的人。对于儿童，除上述疾病情况外，一般不应做双重睑术。

（苏文如）

13. **儿童**可做**双眼皮**手术吗

爱美之心人皆有之，现在越来越多的人选择做双眼皮手术，让自己的双眼更大更有神。作为整形美容外科最常见的手术之一，手术

儿童 双眼皮

人群呈现出显著的年轻化的特点。但对于未成年人，特别是 16 岁以下的儿童适合吗？我们的回答是：儿童由于面部的骨骼、肌肉、皮肤各方面存在发育改变，若非治疗需要，不建议儿童过早进行双眼皮手术。

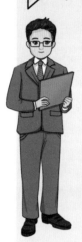

关于儿童做双眼皮手术的建议

如果是出于整形美观需求，一般情况下是不建议未成年人做双眼皮手术的，因为未成年人的面部还未完全发育结束，面部的骨骼、肌肉、皮肤各方面还存在很多的不确定性，还会随着年龄的增长发生改变，没有完全的定型，所以一般建议在 18 岁之后再进行手术。当然如果已经接近了 18 岁，在家长监护人同意的情况下，迫切需要双眼皮手术改变，那么也可以在监护人的陪同下，双方沟通交流签字后，再进行双眼皮手术。

什么情况下儿童有做双眼皮手术的需求

儿童双眼皮手术需求一般见于先天上睑下垂或先天小睑裂患儿，常常会联合额肌瓣悬吊手术，达到减缓睁眼受限的情况，并且缓解眼睑遮盖带来的弱视情况。

（苏文如）

14. 我能拥有**卧蚕**吗

小李的女朋友正在看电视，突然羡慕地说："这些女生眼睛好漂亮啊，你看，她们都有卧蚕，我为什么就没有呢？"小李不知如何回答，但我们说：你也可以有。

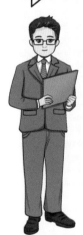

什么是卧蚕

卧蚕是紧邻睫毛下缘一条 4~7 毫米的带状椭圆形隆起物，因眼轮匝肌比较发达、局部肥厚而形成，看起来好像一条蚕宝宝横卧在下睫毛的边缘，因此得名。卧蚕虽小，却让我们的笑容看起来更有魅力，眼睛更加灵动。

怎么才能拥有卧蚕呢

卧蚕一般是有遗传性的，那么先天不曾拥有卧蚕的人，也可以拥有卧蚕吗？答案是肯定的，一般来说可以通过以下几种方法拥有卧蚕。

◆ 画卧蚕，这需要一定的化妆技巧，呈现的效果也是因人而异，因妆而异。

◆ 眼部肌肉的锻炼，由于卧蚕大部分是和眼轮匝肌相关的，对眼轮匝肌进行适度的锻炼，发达的眼轮

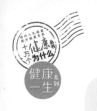

匝肌有可能呈现出卧蚕的形态，但锻炼效果并不能保证，而且需要一定的时间。

◆ 如果既想快速又想保证效果，那么卧蚕整形术可能是一个很好的选择。

什么是卧蚕整形术

卧蚕整形术分三种术式：人工真皮卧蚕整形术、自体脂肪颗粒注射卧蚕整形术、玻尿酸注射卧蚕整形术。

三种术式填充的组织不同，分别为人工真皮（大鼠尾腱组织中提取胶原蛋白，并加入糖胺聚糖等制成，吸收速率慢，术后效果较理想）、自体脂肪颗粒（从自身脂肪较多的部位吸取一定脂肪，纯化制成的脂肪颗粒，生物学特性好，无排斥反应）、玻尿酸（即透明质酸，优质的保水材料，不仅能打造卧蚕，还能滋润眼周皮肤，但是持续时间短）。

如果你也想拥有卧蚕，可以考虑选择上述适合自己的术式。

卧蚕手术安全吗

卧蚕的整形，由于是在眼周填充材料，有一定的概率造成视网膜静脉阻塞，影响自己的视力，所以大家在手术的时候一定要选择有资质、正规的医疗机构。

（苏文如）

15. 做**美瞳线**会有危害吗

小美是个爱美的女孩子，奈何化妆技术不行，眼线总是画不好，她看着明星们美丽漂亮的大眼睛陷入沉思，更被网络上铺天盖地的美瞳线广告迷了眼。炯炯有神的眼睛，一劳永逸的眼线让她心动不已。心动的同时又心里嘀咕"美瞳线真有说得那么好吗，会不会有什么危害呢？"。我们的答案是：有危害，应慎重决定。

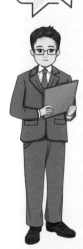

美瞳线是什么

所谓美瞳线，是使用机器在睫毛之间与结膜内侧添加点，在睫毛根部和靠近根部的褐线以上的眼软骨间填实，从而达到无痛的美瞳效果。可以让睫毛看起来更多，增强眼神，视觉上放大瞳孔。

美瞳线和眼线有区别吗

美瞳线和眼线是有一定区别的。

◆ 位置：眼线位置位于眼睫毛根部往上加宽，美瞳线位于眼睑板和睫毛根部。

◆ 长度：眼线的长度视眼睛大小而定，一般会多出眼尾 5~10mm，而美瞳线则不会多出一部分。

◆ 宽度：眼线的上眼线宽一般为 0.8~1mm，下眼线宽为 0.4~0.6mm，美瞳线一般只做上眼线，沿睫

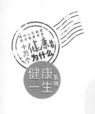

毛根部操作，宽度一般不会超过睫毛宽度。

◆ 材料：市面上纹眼线采用的是普通化学色素，随着时间的延长，这种色素可与皮下组织混合，变成青蓝颜色。而美瞳线采用的色料是天然植物提取色素，不会有发青、晕染状况，经过一段时间褪色后会变得越来越自然。

◆ 痛感：纹眼线痛感较为强烈，而美瞳线几乎无痛感。

◆ 维持时间：纹眼线的色料会永久保留，想要更换必须进行反复的激光洗色才能褪色。而美瞳线的维持时间根据每个人新陈代谢的不同，经过一段时间后可被人体代谢。

◆ 效果：纹眼线痕迹明显，较为死板，而美瞳线线条流畅精致，与自己所画的眼线相差无几。

美瞳线有什么危害呢

◆ 眼部感染：受术者眨眼或者医生操作不当，消毒不到位可能会引起眼部感染。

◆ 效果不理想：术后有可能出现两只眼睛眼线不对称，可选择激光去除，但手术风险增加。

◆ 眼部红肿：由于美瞳线手术对皮肤表皮层也会有一定的创伤，因此术后可能会引起眼部红肿，一般需要 3~5 天恢复。

◆ 皮肤过敏：敏感皮肤可能会对染料或者消毒物品过敏。

此外，美瞳线不适合需要时常改变妆容的人群，以及眼部有炎症或者创伤者；敏感性皮肤；瘢痕体质者；眼睑内外翻；眼球突出明显；上睑下垂；孕妇和哺乳期女性。

总而言之，对于美瞳线没有执着心思者，不建议进行美瞳线手术。希望大家慎重对待美瞳线，健康快乐每一天。

（苏文如）

16. 装了**义眼**看上去能像真的眼睛一样吗

小李在聚会时认识了小王，谈话间，了解到小王之前因为眼部疾病，不得已摘掉了一侧眼球，装上了义眼。小李惊讶地说道："你这边的眼睛就跟真的一样，你自己不说，我完全看不出来"。装了义眼能看上去像真的眼睛一样吗？我们的答案是：随着技术发展，义眼确实可以做到以假乱真的效果。

什么是义眼

义眼，也称假眼，有些人眼球因为疾病、外伤等原因，不得已进行手术摘除，不仅没有视物功能，还影响美观，这时候就要考虑植入义眼。虽不能使配戴者恢复视力，但在一定程度上，能起到支撑面部结构，

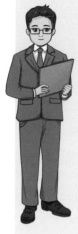

改善外观的功能，随着科技进展，义眼甚至可以达到以假乱真的效果。

义眼是如何看上去像真眼睛一样的

现在市面上绝大多数义眼（假眼）有两个组成部分，一个是义眼台，一个是义眼片。义眼台的植入一般来说跟眼球摘除同时进行，长期使用不需要取出的，主要起到填充支撑眼周组织的作用。义眼台还能通过与眼外肌肉的连接起到眼球转动的作用，一般能满足日常生活中的眼球同步转动（若是连同眼外肌一同切除的手术，则没办法实现眼球同步转动的效果）。而义眼片，则是可以随时取出和更换的部分，可以个性化定制不同颜色的义眼片。

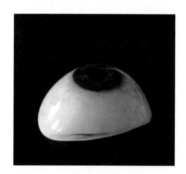

义眼片

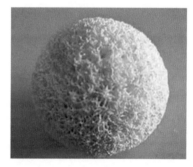

义眼台

（苏文如）

第四章

口腔的美丽健康密码

一

关于口腔的那些事儿
你知道吗

1. 你了解**口腔健康**与美的关系吗

关键词 口腔健康 颜面美

口腔健康与否，会影响我们的颜值吗？我们的答案是：会。龅牙、地包天、牙齿不齐等问题，会影响我们的颜值。所以口腔健康一定要重视！

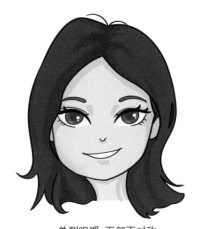

单侧咀嚼 面部不对称

什么是口腔健康

口腔健康是人体健康的重要组成部分，美需要建立在健康的口腔基础之上。世界卫生组织（WHO）认定的口腔健康标准：牙齿清洁，无龋洞，无疼痛，牙龈颜色正常，无出血。

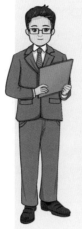

口腔健康与美的关系

◆ 口腔形态与个人颜面美有重要联系，比如，口腔牙弓及切牙牙冠形态为方圆形，面型也为方圆形；若为尖圆形，面型也为尖圆形，正是由于两者之间的明显相关性，所以对口腔健康的重视与形态的塑造可以提升个人颜面美。以颜面下颌部为例，一般下颌部对称性越差则越容易出现错𬌗畸形，临床中错𬌗畸形发病率较高，此类患者一般颜面美感较差；同时牙齿排列不齐、颌面部比例不协调等都会影响颜面美观。

◆ 口腔功能如吞咽、吮吸、咀嚼、发音、面部表情与美互相之间关系密切。口腔功能出现障碍很大程度上会导致颜面美受到影响。

◆ 颜色方面，美观性较好的口腔应该是唇红齿白。牙齿颜色发生改变如四环素牙、氟斑牙、遗传性乳光牙等均影响口腔美；龋病会致使牙齿出现黑色、褐色改变，死髓牙导致牙齿颜色发暗，还有些口腔疾病会导致唇色与牙龈颜色发生改变，以上均可影响面部美观。

◆ 健康且完善的口腔结构与牙齿可实现对面部的支撑，保持面部的立体美。有些人因为单侧牙齿缺失或者一侧牙齿龋坏，造成偏侧咀嚼，长期偏侧咀嚼会导致左右面部不对称，影响颜面美。

◆ 面部表情也对颜面美有较大的影响。丰富的面部表情表达能力与口腔功能联系密切，比如微笑是口腔功能与美学的完美结合，最美的微笑需要牙齿、嘴唇、眼角、面部肌肉等共同展现。一旦口腔功能及口内牙齿等出现病变、畸形，外部颜面美必然会受到影响。因此口腔健康是颜面美很重要的一个组成部分。

（曾素娟）

关键词

双排牙　乳牙滞留　额外牙

2. 小朋友为什么会出现

双排牙现象

小明妈妈突然发现 5 岁多的儿子，下排门牙间的缝隙不见了，正当纳闷这是咋回事时，凑近一看，居然是乳牙后面长出了一颗新牙，这难道就是传说中的双排牙吗？那么前面的乳牙需要拔掉吗？我们的答案是：需要。

专家说

什么是双排牙

双排牙主要是指恒牙已经萌出，但乳牙并没有及时脱落，而造成乳牙和恒牙并列在颌骨、牙槽嵴上，进而导致恒牙偏离牙弓的情况，医学上称为乳牙滞留。

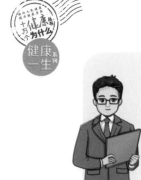

除了乳牙滞留，额外牙也可以造成双排牙的发生。

为什么会出现双排牙呢？

这种现象的出现主要有以下几个原因。

◆ 饮食精细：若孩子的食物过软、过细，用门牙啃咬东西较少，会导致乳牙得不到相应的锻炼和生理刺激，牙根不被吸收，同时也降低了咀嚼对颌骨发育的促进作用，导致乳牙无法脱落，恒牙只能长在后边和两边。

◆ 恒牙问题：由于恒牙萌出方向异常，没有按照原本轨迹生长，萌出时没有到达乳牙牙根的位置，乳牙牙根未吸收或吸收不完全，造成双排牙。

◆ 乳牙问题：当乳牙的根尖周组织出现病变，可能会破坏牙槽骨，导致恒牙早萌而乳牙没有脱落，或者因为炎症影响乳牙牙根吸收，恒牙萌出后乳牙也没有脱落，形成双排牙。

◆ 额外牙：额外牙是多于正常牙类、牙数以外的牙齿，又叫多生牙。简单来说，就是在 20 颗乳牙、28~32 颗恒牙之外，多长出来的牙齿。

出现了双排牙怎么办

应该及时带孩子去医院检查，针对具体情况进行治疗。家长日常可以让孩子多用牙啃咬玉米、苹果等有一定硬度的食物，尽量不要把食物切成小块，保持对乳牙的刺激，让乳牙能够顺利"退休"，自然脱落。对于已经萌出的多生牙，也应该尽早拔除。

（曾素娟）

3. 小朋友多大
要**开始刷牙**

关键词

很多家长认为太早给孩子刷牙会伤害牙床，而且小朋友会换牙，乳牙坏了也没事儿，不用过早刷牙，这种观念对不对呢？我们的答案是：不对，口腔清洁应该从新生儿期开始。

口腔清洁自出生开始

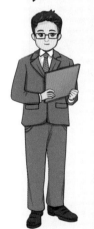

从新生儿期开始，让口腔清洁就像洗脸、洗澡一样，成为良好个人卫生习惯的一部分。实际上在医院产房，为新生儿擦洗口腔是护士阿姨们每天必做的护理工作之一。

在宝宝长牙前以奶制品为主食时，也要清洁口腔，否则容易患鹅口疮。从新生儿到小宝宝长出乳磨牙前，可以使用纱布清洁口腔。1岁以后乳磨牙逐渐萌出，此时可以使用指套牙刷或者幼儿牙刷给宝宝刷牙。

儿童牙刷如何选

儿童牙刷建议选择小头偏软毛非平面的牙刷。买牙刷的时候可以用手指按压刷毛感受柔软度，同时刷头要小一点，建议选择波浪状、弧形或高低刷毛的牙刷。

刷牙 儿童牙刷 电动牙刷

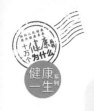

电动牙刷是必须的吗

美国牙医协会（ADA）指出，无论是使用普通牙刷，还是使用电动牙刷，正确刷牙都能有效地清洁牙齿。电动牙刷的主要优点是能够提高刷牙效率和依从性，对于手部动作受限或不够灵活者推荐使用电动牙刷。

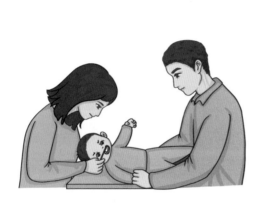

不太配合的宝宝
膝对膝刷牙法

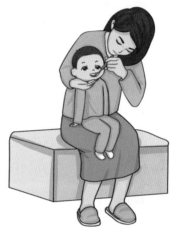

配合的宝宝
坐式背后刷牙法

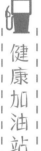

健康加油站

刷牙出血常常是因为牙龈炎症引起的，当刷牙不彻底，常发生菌斑长期留在牙齿与牙龈交界的地方，刺激牙龈，使牙龈充血红肿发生炎症。有炎症的牙龈受力就会出血，而且不仅限于刷牙，有时咬硬物也有可能发生。

（曾素娟）

4. **不同年龄段**的儿童
应该怎样进行牙齿清洁

很多宝妈问："宝宝 6 个月，才长一颗牙齿，要怎么清洁口腔呢？"我们的答案是：不同年龄段的孩子口腔清洁方法各有不同，下面就来分别介绍。

0~6 个月的宝宝该怎么进行口腔清洁

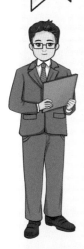

首先，家长们做好自己的手卫生工作，剪掉长指甲，摘掉有突出饰物的戒指等，避免在帮宝宝清洁口腔时划伤宝宝。然后，家长们用手指缠绕上一块干净纱布，蘸上与体温相当的温开水，擦拭宝贝的上下牙龈、舌头、腮帮。每天可以清洁 1~2 次，最好每晚有一个固定时间。早上起床后、睡觉前都可以，但是不要喂完奶后立即清洁，可能会造成宝贝恶心呕吐。

乳牙萌出期（6 个月 ~2 岁半）的宝宝该怎么进行牙齿清洁

宝宝长牙后就可以使用儿童牙刷刷牙，用牙线清除牙缝的食物残渣及菌斑。推荐使用分年龄段的儿童牙刷、儿童含氟牙膏。当宝贝萌出 2 颗相邻牙且牙缝比较紧，必须使用牙线，可以使用带小手柄的儿童牙线。

刷牙频率为每日应早晚各刷牙一次，每次有效刷牙时间应保证至少 2 分钟（针对 20 颗牙）。在此阶段的婴幼儿每次使用的牙膏量应约为大米粒大小，如果牙齿数量少可再相应减少。对于不能自行漱口的婴幼儿，家长们可以使用纱布帮忙擦掉泡沫。

乳牙列期（2 岁半～6 岁）的孩子该怎样进行牙齿清洁

学龄前，家长一直都应该是孩子口腔卫生维护的重要参与者。此时的儿童常常尚未完全掌握刷牙方法，加上孩子自律性差，因此，家长必须继续帮助孩子刷牙和使用牙线。一般来说，4 岁以上的孩子具备了一定的手眼协调能力，可以开始尝试让孩子学习自己刷牙和使用牙线。家长可以和孩子一起对着镜子刷牙，孩子一边模仿家长刷牙，家长一边讲解刷牙的要点，并及时指出孩子刷牙的不当之处，每天检查并帮助其清洁，至少每天晚上要帮孩子刷牙。一直到 6 岁孩子上小学以后，在确认孩子自己能进行良好的口腔清洁的前提下，才可放心让孩子自己刷牙，但还要不断监督和检查刷牙效果。

3 岁多的宝贝，吞咽功能逐渐完善，会吐出牙膏了，这时候每次刷牙牙膏的用量需要增加到豌豆大小。刷牙频率为每日应早晚各刷牙一次。

正确的刷牙方法是什么呢

刷牙方法很多，没有一种刷牙方法能适合于所有的人。正确的刷牙方法应该是去除菌斑效果好、不损伤牙体和牙周组织，同时尽量简单易学。目前研究认为，能够有效清除牙龈沟内、牙面菌斑的刷牙方法是水平颤动拂刷法和圆弧刷牙法。对于儿童我们可以选择容易掌握的圆弧刷牙法，对于成人建议选用水平颤动拂刷法。

水平颤动拂刷法操作方法是将牙刷对准牙齿与牙龈交接的地方，刷毛与牙齿大致呈 45°，同时将刷毛向牙齿轻压，使刷毛略呈圆弧，作短距离水平颤动，2~3颗牙前后来回约刷 10 次，然后转动牙刷柄，沿牙齿长轴的方向拂刷颊舌侧牙面。刷前牙时牙刷头竖放在牙面上，上牙自上而下、下牙自下而上刷；刷后牙时，刷头从牙根向牙冠方向刷；刷咬合面时，应轻压刷头，并前后来回短距离刷。每天刷牙至少 2 次，每次刷牙不少于2 分钟，牙刷 3 个月更换一次，做到一人一刷一口杯。

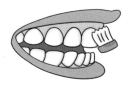

1. 上牙外侧从上往下刷

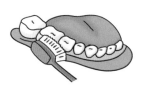

2. 下牙外侧从下往上刷

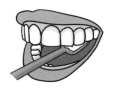

3. 上牙里侧从上往下刷

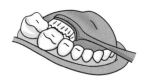

4. 下牙里侧从下往上刷

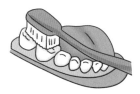

5. 咬牙合面要来回刷

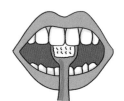

6. 前牙里侧竖刷从上往下刷

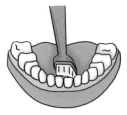

7. 下前牙里侧从下往上刷

（曾素娟）

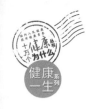

5. 多大的孩子
可以**涂氟**

关键词

涂氟　龋齿　防龋

邻居 A 带着 3 岁的娃去看牙，进行了涂氟，感觉不错，于是把经历分享到了小区群。邻居 B 却发了一个汗颜的表情，并说："听说 3 岁以下的孩子不能涂氟。"3 岁小孩真的不能涂氟吗？我们的答案是：可以涂氟。

 专家说

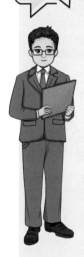

什么是涂氟

临床上常用高浓度的含氟涂料涂布在牙齿表面，短时间内形成一层可以留在牙齿表面的保护膜，这就像是给牙齿穿上一件防护服，增强牙齿的抗龋能力，降低牙齿龋坏的概率。

为什么要涂氟

2015 年第四次全国口腔流调显示，我国 5 岁儿童乳牙患龋率为 71.9%，说明儿童患龋率高。涂氟是预防龋齿的有效措施之一，涂氟有以下作用：

• 提升抗酸性，增加牙齿抵抗力。氟化物可以与牙齿表层釉质中的羟基磷灰石结合，形成氟磷灰石，增加牙齿釉质的抗酸性，不容易发生龋坏。

• 加速再矿化，促进牙齿自我修复。如果牙齿已经发生脱矿，也就是在龋病早期，龋洞还没形成，氟化物可以促进牙齿再矿化。

- 抑制有害细菌，预防牙齿龋坏。口腔中的致龋菌会分解代谢食物残渣产酸，酸溶解牙齿中的矿物质形成龋坏，氟化物可以抑制这一过程。

多大的孩子可以涂氟

严格意义上，涂氟没有明确的年龄限制。美国儿科协会建议，从宝宝长牙（6个月左右）开始就应该每3~6个月带宝宝去定期涂氟。但是具体应该因时因地制宜：评估孩子所处地域情况，氟化物的推广应用适合于在低氟地区和适氟地区（饮水氟浓度 <1.0mg/L，非低氟病流行区）。评估婴幼儿患龋风险，自第一颗牙齿萌出起，可由专业人员进行个性化的婴幼儿牙齿局部涂氟预防龋病。我们建议对于患龋中、低风险的婴幼儿，每年使用含氟涂料（含氟浓度为 0.1%~2.26%）2 次；对于患龋高风险的婴幼儿，建议每年涂氟 4 次，具体可由医生根据孩子的牙齿情况来判断。

很多家长之所以犹豫要不要给孩子涂氟，是担心发生氟牙症、氟中毒的风险，然而抛开剂量谈毒性都是不科学的。如果是处在氟牙症高发区域，则应评估是否需要涂氟。对于居住于城市、饮用城市自来水的不需要担心这个问题，只有饮用地下水、井水的少数农村地区可能水氟浓度过高，存在氟牙症的风险，因此高氟地区不建议定期涂氟。

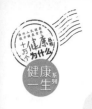

所以，家长要养成定期带孩子看牙医的好习惯，根据牙医的建议和孩子的配合程度来决定涂氟的时间。

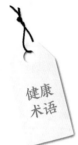

健康术语

氟斑牙，又称氟牙症，是牙在发育期间长期接受过量的氟，使成釉细胞受到损害，造成牙釉质发育不全，是地方性慢性氟中毒最早出现的体征。其表现为：牙釉质出现白色条纹，条纹可融合形成白垩色斑块，或波及整个牙面；暴露于口腔后可有色素沉着，部分条纹或斑块呈黄褐色；严重者出现牙釉质缺损或牙冠缺损。

（曾素娟）

6. 什么原因会引起

儿童乳牙龋坏

刚刚过完 5 岁生日的小琳在妈妈的陪同下到儿童口腔科检查牙齿，检查结果令小琳妈妈和接诊医生都吓了一跳，小琳 20 颗乳牙几乎全部龋坏！小琳妈妈说每天都有给小琳刷牙，而且糖果吃得也不多，怎么会有这么多蛀牙呢？医生一询问才知道，小琳平时吃饭特别慢，而且还有含饭的习惯。那么，小朋友含饭习惯是不是容易引起儿童乳牙龋坏？我们的答案是：是的。

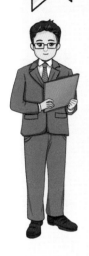

儿童乳牙易龋坏的因素有哪些

◆ **乳牙解剖形态的特点**：与恒牙相比，乳牙的牙颈部明显缩窄，牙冠近牙龈 1/3 处明显隆起，磨牙咬合面的沟、窝、点隙多而深，牙与牙之间相接处不紧密，有间隙存在，这些因素都易使食物嵌塞滞留，不易清洁，所以容易患龋齿。

◆ **乳牙组织结构的特点**：乳牙的牙釉质、牙本质薄，钙化程度低，抗酸能力弱，一旦遇上滞留在牙面的食物，尤其是蔗糖，易发酵产酸，直接破坏乳牙，发生龋齿。

◆ **儿童饮食特点**：目前儿童的食物多为含糖量高，黏稠性强，质软而精细的食物，如蛋糕、面包、饼干、各种糖果、牛奶及各种饮料等都是儿童喜欢的食物。这些食物长期黏附在牙面上，易发酵产酸，侵蚀牙齿而产生龋齿。

◆ **口腔自洁和清洁作用差**：儿童较难自觉地维护口腔卫生，家长也往往不够重视，加上儿童时期（特别是幼儿）睡眠时间长，睡眠时口腔处于静止状态，此时唾液分泌量减少、流速低，唾液冲洗作用下降。唾液中的一些抗菌物质如溶菌酶等有利于牙齿健康的成分及量减少。这有利于细菌繁殖，造成乳牙易龋坏。

儿童乳牙龋坏的危害有哪些

◆ **影响咀嚼功能**：乳牙龋坏致牙体组织缺损，咀嚼功能明显降低，影响儿童的营养摄入，继而影响生长发育。有时还会导致偏侧咀嚼习惯的形成，长时间会导致面部发育的不对称。

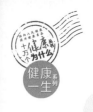

◆ 对恒牙及恒牙列的影响：乳牙龋坏会增加恒牙的患龋风险，且当乳牙龋发展成根尖周炎后，炎症会影响继承恒牙牙胚的发育，出现釉质发育不全。此外，乳牙根尖周炎致局部牙槽骨的破坏、残根滞留或牙根吸收异常等使继承恒牙胚萌出时间异常，提早或延迟萌出，影响恒牙萌出方向、位置和顺序，引发错𬌗畸形等。

◆ 损伤口腔黏膜软组织：龋损的牙冠可刺激局部的舌、唇颊的黏膜，导致创伤性溃疡等。

◆ 其他：幼儿期是学习语言的时期，乳牙的龋坏和过早缺失会影响正确发音，前牙的龋坏还严重影响美观，会给儿童的心理健康造成一定的影响。

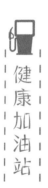

健康加油站

虽然乳牙终将被替换，但不能忽视乳牙龋病，应定期给孩子进行口腔检查，做到早发现、早诊断、早预防、早治疗，以免给儿童局部和全身带来不良影响。

（曾素娟）

7. 一定要**拔智齿**吗

最近小北工作非常忙，天天加班熬夜，谁曾想嘴里两颗智齿开始"作妖"，反反复复发炎，疼得受不了，但还是在纠结拔还是不拔？那么，智齿一定要拔吗？我们的答案是：不一定。

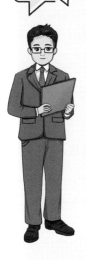

专家说 什么是智齿

　　智齿是指人类口腔内牙槽骨上最里面的第三颗磨牙，从正中的门牙往里数刚好是第八颗牙齿。由于它萌出时间很晚，一般在 16~25 岁萌出，此时人的生理、心理发育都接近成熟，有"智慧到来"的象征，因此被俗称为智齿。智齿生长个体有很大差异，通常情况下应该有上下左右对称的 4 颗牙，有的少于 4 颗甚至没有，极少数人会多于 4 颗。智齿萌出的年龄差异也很大，有的人 20 岁之前萌出，有人四五十岁才长或者终生不长，这都是正常现象。

智齿什么情况下需要拔

　　不是所有的智齿都需要拔除。只有当智齿的存在可能给人体造成一些不利影响的时候才需要拔除。通常包括以下情况：智齿反复发炎，也就是智齿冠周炎（牙齿周围的牙龈组织发炎，肿胀疼痛）；智齿本身已经龋坏了没有保留价值，或者因为智齿的原因，导致第二磨牙（智齿前面一颗牙）龋坏；智齿与邻近牙齿之间经常出现食物残留；智齿压迫导致邻近牙齿牙根有吸收（一般拍片才能发现）；引起周围组织囊肿或者肿瘤；智齿生长的位置异常，摩擦刺激颊黏膜，产生溃疡，一般上颌多见；正畸（矫牙）或者修复（镶牙）治疗需要；下颌智齿导致颞下颌关节紊乱或者上颌智齿影响下颌运动；智齿全部埋藏在颌骨中，可能导致神经性疼痛；没有对颌牙的智齿，且对颌牙高出咬合平面（上下颌牙齿紧咬时的接触面）。

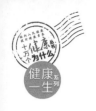

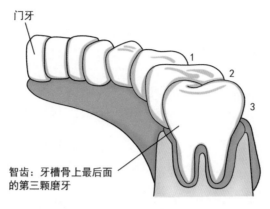

门牙

1
2
3

智齿：牙槽骨上最后面
的第三颗磨牙

1. 第一恒磨牙（六龄齿）　2. 第二恒磨牙　3. 第三恒磨牙（智齿）

（曾素娟）

二

正畸与
口腔美容

8. 哪些口腔**不良习惯**会影响儿童的**颌面部发育**

不良习惯 儿童 颌面部发育

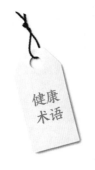

健康术语

反𬌗

是指在牙尖交错位时，牙齿呈现反覆盖、反覆𬌗的关系；开𬌗为牙尖交错位时，上下前牙切端间无覆𬌗关系，垂直向存在间隙。

"医生，我家的小孩从来没有剪过指甲，都是他自己用牙咬掉的，晚上睡觉还经常咬手指，你看他现在的门牙好龅，而且上下的门牙也没办法咬到一起，是不是和咬手指有关系？"我们的回答：是有可能的，很多口腔不良习惯会影响孩子的颌面部发育。

专家说

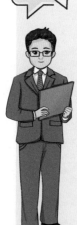

什么是口腔不良习惯

婴幼儿时期，由于吮吸动作的本能反射、喂养不足、疲倦、饥饿、某种惧怕的不安全感或不愉快等复杂的心理因素以及腺样体肥大、气道阻塞等生理因素的影响，婴幼儿在一定时间内自发地重复产生吮指、吮唇、吐舌、咬物等同一动作，我们称之为口腔不良习惯。

儿童常见的不良习惯有哪些

儿童常见的口腔不良习惯包括：吐舌、吮唇、吮指、咬物、单侧咀嚼、夜磨牙、口呼吸等。

◆ 吮指：调查显示，90% 以上的儿童都曾有吮指行为。婴幼儿 3~4 个月时多见，可持续到 3 岁前吮指习惯可视为正常生理活动，3 岁以后则属于不良习惯。生长到 6 岁左右，吮指行为开始逐渐消失。吮指时手指含在上、下牙之间，牙受力而引起上前牙前突形成深覆盖或呈局部开𬌗。做吸吮动作时，两颊收缩使牙弓狭窄，腭盖高拱，出现上前牙前突，开唇露齿等。同时吮指动作有压下颌向后的作用，可形成小下颌畸形。另外，手指压在腭盖上，还可能使其凹陷，妨碍鼻腔向下发育。

◆ 吐舌：长期吐舌容易形成双牙前突、开𬌗等错𬌗畸形。

◆ 吮唇：咬上唇容易形成地包天，咬下唇容易形成龅牙。

◆ 单侧咀嚼：容易形成后牙反𬌗，偏𬌗，左右面部不对称等情况。

◆ 夜磨牙：容易导致牙齿过度磨耗，牙齿变短，可能导致牙本质敏感、进食冷热食物敏感、牙龈退缩、牙齿松动、颞下颌关节等问题。

如果发现儿童有以上口腔不良习惯，建议及时就医，经过医师全面科学的诊断，制订防治方案，进而戒除不良习惯，避免错𬌗畸形的发生，维护颌面正常发育。

（曾素娟）

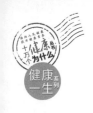

9. 为什么不等到
换完牙再**矫治**

　　家长带着一个 12 岁左右的女孩来儿童口腔科看牙，说："我家女儿从小牙齿就长得不好，上面牙齿非常突出，也不整齐，以前听朋友说一定要换完牙才能矫治，现在牙齿换完了，请医生看一下现在是否可以开始矫治了。"是不是真的要等到换完牙再矫治？我们的回答是：不一定，有的情况需要早期矫治。

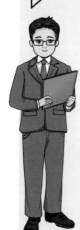

专家说

哪些情况需要早期矫治

　　儿童早期矫治包括以下几个方面：矫正不良口腔习惯；牙列间隙管理；萌出异常；前牙反𬌗；后牙反𬌗；偏𬌗；牙齿发育异常；深覆盖等。

　　如果孩子出现以上问题，家长一定要带孩子及时去检查，医生根据患儿错𬌗畸形的不同类型和个体的生长发育情况制订个性化防治方案，及时防治便可达到事半功倍的效果。

早期矫治有什么优点

　　儿童处于不断生长发育过程中，颌骨可塑性强，矫治有时可达到事半功倍的效果，技术更加人性化，矫治手段多样；早期矫治可解除不良影响，避免错𬌗畸形对语言和咀嚼功能的不良影响，降低患龋的风险；矫治深覆盖可降低上前牙外伤的风险；同时很多情况通过早期矫治可降低换完牙后的二期矫治的难度及拔牙矫治的概率；及时改善儿童的脸型，提升自信心，可促进儿童颅面生长发育和心理健康。

早期矫治存在哪些不足

儿童处于生长发育阶段，很多情况导致早期诊断和治疗计划存在不确定性，所以早期矫治具有一定的局限性。在牙颌面某一生长阶段针对错𬌗畸形进行必要的治疗，有时仅能解决部分必要的问题，有些患者还需要等换完牙后进行二期矫治；双期矫治延长矫治时间；早期治疗还可能对患儿的生长型有改变，同时戴矫治器需要儿童及家长的配合，注意口腔卫生，不然可加重龋病的发生发展。

（曾素娟）

10. "**地包天**" 什么时候 治疗合适

暑假的一天早晨，儿童早期矫治专科门诊的门口已经挤满了患儿和家长。"医生，快帮我们看看吧，我家小孩 2~3 岁的时候发现有

地包天　反𬌗　月亮脸　早期矫治

'地包天'，但是一直觉得年龄小，认为 7~8 岁换完牙可能就好了，就没太在意，现在发现小朋友已经变成'月亮脸'。'地包天'什么时候治疗最好？现在治疗还来得及吗？"我们的回答是：早发现、早诊断，具体情况具体分析，及时治疗。

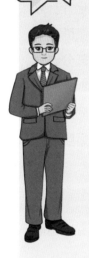

什么是"地包天"

"地包天"，是 Ⅲ 类错𬌗的俗称，表现为下牙包住上牙的错咬合状态。"地包天"不仅会影响儿童的牙齿、颌骨的正常发育及颜面的美观，而且会造成咀嚼效率下降、咬合创伤、咬合紊乱等口颌系统功能异常。严重的还可能导致面部凹陷，下颌明显突出，表现出"月牙脸"面容。长期的"地包天"还可能影响患儿正常的日常社交，继而可能导致相关的心理问题等，严重影响患儿的正常学习和生活。

引起"地包天"的常见原因有哪些

◆ 遗传因素：如果父母、外公、外婆、爷爷、奶奶等有一方或多方是"地包天"，宝宝发生"地包天"的可能性增加。

◆ 环境和疾病因素：例如牙齿替换障碍、各种原因导致的下颌前伸、内分泌疾病等都易形成"地包天"。

"地包天"可以预防吗

有些由于不良习惯等因素引起的"地包天"是可以预防的。帮助孩子纠正不良口腔习惯；鼓励母乳喂养，养成正确的喂养习惯及姿势，有助于预防"地包天"的发生。

在幼儿时期尽早去专业的儿童口腔科进行检查，一旦发现问题就要及时干预。若伴有严重的遗传和骨性问题则需要医生针对患儿的不同情况科学制订个性化治疗方案。

"地包天"的最佳治疗时机是什么时候呢

孩子如果有"地包天"，不建议等换完牙后治疗，建议尽早到医院就诊。对于"牙性"和"功能性""地包天"患儿，一般可在 3~5 岁使用特制的矫治器进行早期矫治，这也是乳牙列期反𬌗的最佳矫治时机。替牙期以及恒牙早期（8~10 岁）是"地包天"的适宜治疗期，对于上颌骨发育不足的患儿可通过配戴矫治器及前方牵引器，促进上颌骨的生长发育，可达到事半功倍的效果。但对于伴有遗传因素的骨性"地包天"患儿，则需要进行评估分析，部分患儿需持续观察，不排除成年后手术的可能性。对于已经发育完成的成人患者，骨性因素较轻的可通过正畸的方法进行掩饰性治疗；若骨性因素较重，则可能需要通过正畸、正颌联合治疗。

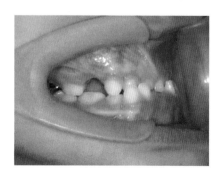

（曾素娟）

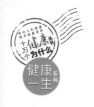

11. **喂养方式及姿势**也会
影响儿童颌面部生长发育吗

关键词

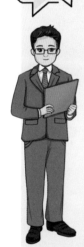

喂养姿势　喂养方式　生长发育

"医生，我家的宝贝今年两岁，刚开始长牙的时候没有发现有'地包天'，我们家长也没有地包天的情况，现在怎么就变成地包天了呢？这个跟我们一直是躺着给他喝奶瓶有关系吗？"我们的答案是：有关系。

正确的喂养姿势很重要

母亲喂乳时，应将宝宝自然斜抱在怀里，呈45度，喂奶时和宝宝胸贴胸腹贴腹，让宝宝的鼻尖对着乳头，含住大部分乳晕，避免宝宝吃奶时下颌前伸过度。使用奶瓶喂养时，要选用仿真奶瓶，奶嘴的开孔大小要合适，奶瓶底与水平线的夹角应为朝向额方约45度，与正常母乳姿势相近，不宜过高或过低。避免形成反𬌗等错𬌗畸形。

有不少妈妈喜欢让孩子水平卧哺乳或由孩子自行平卧抱着奶瓶吃奶，宝宝吸奶时需要尽力前伸下颌，久而久之形成下颌前伸的习惯，便容易变成"地包天"。

长时间使用奶瓶不可取

长时间使用奶瓶可能会影响孩子颌面部发育。因为吸奶瓶有一个吮吸的动作，这种吞咽方式和成人有很大的不同。成人吞咽时舌头是顶在上腭的，而儿童吮吸时舌头是顶在下颌和牙齿内侧的。如果儿童到了一定的年龄还维持这样一个吞咽方式，就意味着舌头长期停留在下颌和牙齿内侧。其实，舌肌的力量是很大的，长期、持续的舌肌力量对下颌骨有一个外推的作用，所以有这种习惯的很多儿童就会因此而形成反𬌗。若不戒除不良习惯，反𬌗是很难纠正的，所以早期发现，及时戒除不良习惯是非常重要的。

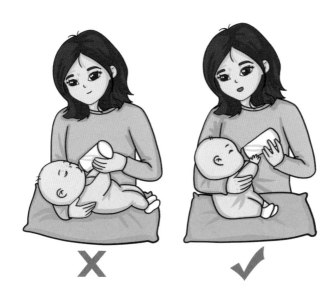

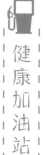

健康加油站

　　我们推荐对婴幼儿采用奶瓶喂养的方式最迟不要超过一岁半。一岁后就可以开始培养孩子用杯子喝奶和水等。养成正确的喂养方式及姿势非常有利于儿童颌面部的生长发育。

（曾素娟）

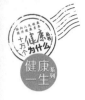

12. 青少年时期
牙齿不齐怎么办

关键词

青少年 牙齿不齐 拔牙 固定矫治 隐形矫治

"医生，我家孩子现在牙齿都换完了，但很不整齐，歪歪扭扭的，刷牙经常刷不干净，可以帮他把牙齿排整齐吗？需不需要拔牙？矫治牙齿痛不痛呀？……"我的答案是：青少年牙齿不齐一般是可以通过矫治排齐的。

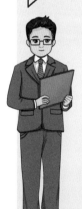

专家说

矫治方法有哪些呢

矫治方法一般可分为：预防矫治（增强咀嚼锻炼等）、阻断矫治（戒除口腔不良习惯等）、治疗性矫治（扩弓、拔牙等）以及正畸 - 正颌联合治疗等。应由专业的医生根据孩子的具体情况选择适合的治疗方法。

牙齿不齐的矫治是否需要拔牙呢

矫治有拔牙和不拔牙两种治疗方式。牙齿拥挤度超过 8mm 通常就要考虑拔牙治疗，牙齿拥挤度小于 4mm 可以考虑不拔牙的方式治疗。但是否拔牙不仅仅取决于牙齿是否拥挤，还要正畸医生做全面的检查、综合的分析才可以确定。

固定托槽矫治器和隐形牙套怎么选

固定托槽矫治器：常见的有金属托槽及陶瓷托槽。临床中应用较广泛，具有成本相对较低、固定效果好、疗效显著等特点。但缺点也比较明显，如患者无法自行摘下、容易造成口腔黏膜溃疡、对患者口腔卫生护理要求较高等。

隐形牙套：隐形牙套的突出优点是美观、舒适、方便，相对来说更容易被青少年接受，但价格相对昂贵。需要注意的是，因为隐形牙套要比其他牙套更容易丢失，所以在给青少年选择矫治方法时要注意考虑这点。

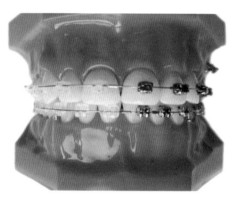 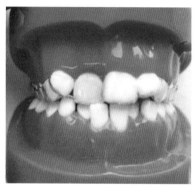

健康加油站

青少年牙齿不齐的矫治方法多样，但无论采用哪一种方式都是殊途同归，维护青少年和儿童的牙、颌、颅、面、肌肉的平衡、稳定、协调、美观、健康，进而达到增强青少年和儿童自信心的目的。

（曾素娟）

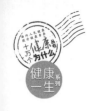

13. "哨牙"
是什么原因造成的

"医生，我家小朋友在学校经常被同学嘲笑，说是'龅牙妹'，现在她平时都不敢笑了，孩子怎么会龅牙（哨牙）呢？这种情况可以治疗吗？"我们的答案是："哨牙"常常是遗传因素和环境因素共同作用的结果，是可以治疗的。

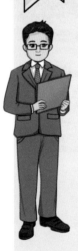

什么是"哨牙"

"哨牙"又称"龅牙"，是一种表现为上前牙唇倾、上前牙突出的错𬌗畸形。临床上常常伴有开唇露齿、上唇外翻、上颌前突、下颌后缩、深覆盖、深覆𬌗、慢性鼻炎、口呼吸等一种或多种情况。在中国儿童和青少年人群中的患病率约20%。研究表明，未经治疗的"哨牙"患儿上门牙遭受外伤的概率显著高于平均水平，其外貌认可度更低，严重的"哨牙"易对患儿的自我认知与自信心造成不可修复的创伤，以及生理和心理障碍，以致影响他们的社交能力及社会角色。

哨牙的原因是什么

"哨牙"常常为遗传因素和环境因素共同作用于牙、𬌗、颌骨、颅面部生长发育。儿童严重的"哨牙"常由遗传导致，并存在家族史。环境因素也非常重要。

环境因素中，口呼吸、咬下唇、吮指、吮铅笔、咬物等不良习惯常常容易形成"哨牙"错𬌗畸形。有报道显示，口呼吸造成的错𬌗畸形约占15%。

发现小朋友"哨牙"怎么办

如果发现自家的小朋友有"哨牙"的情况，建议及时到专业、正规的口腔医疗机构就诊。"哨牙"的治疗，一定要找到源头，去除病因（如不良习惯等），同时针对已经出现的错𬌗畸形对症治疗，才能从根本上解决前突，改善面型，协调口颌系统功能健康等问题。

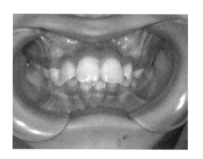 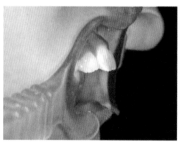

（曾素娟）

14. 牙齿不白可以**漂白**吗

小丽感觉自己门牙发黄，影响美观，她在网上搜到有网友说牙齿可以通过漂白的方式变白，她在心里打了个问号，牙齿不白真的能漂白吗？这种方法安全吗？我们的答案是：有的牙齿不白可以漂白，规范使用是安全的。

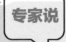

牙齿不白的原因有哪些

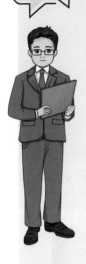

牙齿不白的原因主要分为两大类，一类是外源性着色，是指外源性色素附着在牙齿表层造成的着色，例如长期抽烟、长期喝茶、常进食中药及颜色深的食物都有可能使牙齿颜色改变。

另一类是内源性着色，是指牙齿内部结构的颜色改变，主要包括疾病（氟斑牙、四环素牙、牙髓坏死等）及年龄增长引起的牙齿颜色改变。

牙齿漂白的原理是什么，适用于哪些情况

牙齿漂白是指将漂白剂作用于牙齿，通过氧化还原反应改变牙齿颜色，从而达到牙齿变白的效果。牙齿漂白根据使用方法和场地的不同分为家庭漂白和诊室漂白两种。主要适用于：①外源性着色但经洗牙后仍没有明显改善者；②内源性牙齿色泽改变但没有牙齿缺损者，如轻中度四环素牙和氟斑牙、牙髓坏死引起的牙齿变色；③由于年龄增长导致的牙齿颜色变深；④先天牙齿颜色偏黄；⑤配合其他口腔治疗而需调整牙齿颜色者，如牙齿矫正治疗后牙齿颜色的提升等。

牙齿漂白对牙齿有损伤吗

目前认为，正确使用牙齿漂白技术对牙齿没有损伤。相对于牙齿贴面、冠修复等修复性治疗，牙齿漂白具有安全、不磨除健康牙体组织和操作简单等优点。

牙本质敏感是漂白最常见的不良反应。如果牙齿有龋坏、楔状缺失、隐裂纹或者磨耗的话就更容易出现敏感症状，严重的可能会出现化学性牙髓炎，也就是常说的牙神经发炎。因此在进行漂白前应该对牙齿的完整性进行详细检查。出现牙齿敏感时应避免过冷、过热及酸性食物刺激。

诊室内美白有时会因为牙龈保护剂不严密，造成漂白剂渗到牙龈缘导致软组织的化学灼伤，表现为软组织也被漂白了，但这种情况一般不用太担心，几天后软组织会自动恢复本来的颜色。

（曾素娟）

15. **牙齿贴面**能改善牙齿外观吗

小李前牙中间有缝，想到牙科修复牙缝，他从朋友那听说有一种叫牙齿贴面的方法可以修复牙缝，可从来没了解过，他不禁疑惑贴面到底是什么，真的能修复牙缝吗？我们的答案是：可以。

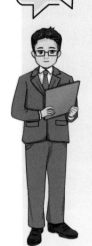

什么叫贴面

　　贴面临床常用的是瓷贴面，是指因美观或功能需要，粘接在牙面上的一类薄型瓷修复体，具有微创、美观、生物相容性好等优点。而且瓷贴面技术可以在不磨牙或少量磨牙的情况下，通过把贴面粘接到牙面上达到改善牙齿美观的效果，从而可尽可能保留牙体硬组织，已成为口腔美学微创修复的主流技术之一。

贴面适用于哪些情况

　　瓷贴面技术应用范围广泛，包括牙齿变色、牙齿外形不佳；前牙小范围缺损；牙釉质轻度损伤；牙齿间隙过大等方面。

哪些情况不适合做贴面？

　　部分牙齿不适合采用瓷贴面，如牙齿大面积缺损、牙齿错乱及畸形严重、牙齿咬合功能较差或牙齿短小等。有夜磨牙症和紧咬牙等口腔不良习惯者应慎用瓷贴面修复，应用时需做好咬合调整。且瓷贴面对医师技术要求较高，如医疗机构不具备操作条件则不得进行瓷贴面牙齿美学修复。

（曾素娟）

16. **拔牙**可以**瘦脸**吗

小美觉得自己的脸太方了，有小姐妹说自己拔完智齿后脸变小了，这让小美特别心动。但是拔牙真的能瘦脸吗？我们的答案是一般情况下，拔牙是不能瘦脸的。

专家说

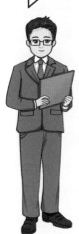

从认识我们的面部轮廓开始

我们颌面部的解剖结构，从外到内依次为皮肤、皮下脂肪、肌肉组织、口腔黏膜，里面还有上下颌骨、牙槽骨来支撑。面部轮廓是由下颌骨的宽度，下颌角的角度和下颌升支的宽度来决定的。牙齿位于牙槽骨的牙槽窝内，拔牙之后面部骨骼并不会改变原来的位置和形状，对脸型的改变也不会产生显著的影响，因此拔牙不会起到瘦脸作用。

拔牙对面型的改变主要还是针对牙齿和牙槽骨位置异常的患者，拔牙后可能会改变牙槽骨位置，对面部轮廓有一定影响，但不会有明显的瘦脸效果，因此想要通过拔牙瘦脸是不科学的行为。

为什么有些人会觉得自己拔牙后脸瘦了

有一些人觉得拔牙能够瘦脸，可能是因为在拔完牙齿之后，牙齿附近的肌肉会出现肿胀的现象。等到消肿之后，感觉脸有明

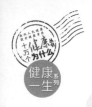

显变小的效果，其实这是一种错觉。而且牙齿不建议随意拔除，需要在特定的情况下才能拔除，比如重度牙周炎，或因龋齿导致无法保留的牙齿，或者是牙齿长歪，严重影响了咀嚼以及容貌，或者矫牙时需要拔除牙齿才进行拔牙。

（曾素娟）

第五章

生活方式中的美丽
健康密码

一

饮食与美丽

1. 口服胶原蛋白
是否真的有效

关键词

张女士在电视上看到胶原蛋白口服液的广告，广告上说服用胶原蛋白液能够让肌肤重新焕发年轻活力，张女士心动了，但又想到大部分人说胶原蛋白液是一种智商税，这让张女士很是为难，那么口服胶原蛋白是否真的有效呢？我们的答案是：有一定的效果，但仍需更多研究。

胶原蛋白是什么以及它有什么作用

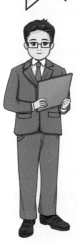

胶原蛋白作为人体所必需的营养成分，也是人体中皮肤、肌肉、骨骼、肌腱和韧带以及其他结缔组织的主要组成部分，其主要作用是在整个身体中提供结构、力量和支持。胶原蛋白在皮肤中占有 70% 以上的比重，主要是由成纤维细胞产生，可以改善皮肤细胞代谢，为皮肤细胞提供养分，促进损伤修复，同时具有紧致肌肤、美白润肤及抗氧化衰老等一系列功效。随着年龄的增长，成纤维细胞合成胶原蛋白的能力也会逐渐下降，因此要想青春永驻，就需要保证皮肤中胶原蛋白的数量。

口服胶原蛋白后皮肤能看到效果吗

口服胶原蛋白后，其在人体内首先会经过蛋白酶水解为多肽，多肽经过进一步水解成氨基酸等小分子

胶原蛋白　医学美容

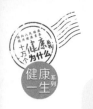

物质后才能够被人体吸收。科学家研究发现，口服胶原蛋白后，血液中的羟脯氨酸会随之增加，这就是胶原蛋白在人体水解吸收后的主要产物；而这些分解后的氨基酸大部分在皮肤中富集，因此口服胶原蛋白从理论上来说是能够在皮肤中起作用的。

口服胶原蛋白实际效果如何

从口服胶原蛋白后的吸收分布及利用上看，的确可促进皮肤胶原蛋白的合成，但是其具体效果究竟怎么样呢？科学家做了一系列研究以评估口服胶原蛋白对皮肤衰老的影响，在动物实验中发现：小鼠口服胶原蛋白后，其皮肤胶原蛋白显著增加，皮肤松弛情况改善，表明口服胶原蛋白具有抗皮肤衰老作用；同时在人体中也对口服胶原蛋白的效果进行了调查，虽然多项研究支持口服完整或水解胶原蛋白可改善皮肤健康，但在研究中仍然存在部分个体效果不佳。

由此可见，口服胶原蛋白对于皮肤健康和医学美容的确具有一定的效果，但还需要更多的临床研究来证实。

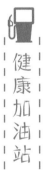

多种原因包括年龄的增长、紫外线的照射、干燥的环境以及熬夜劳累等都会导致皮肤胶原蛋白的数量下降，因此良好的生活习惯对皮肤健康也非常重要。

（张 谧 陈 翔）

2. **吃猪皮**能补充皮肤胶原蛋白吗

妈妈在镜子前一脸愁容，说："年纪大了，皱纹多了，是不是胶原蛋白流失了？这可不行，俗话说吃哪补哪，是不是该吃点猪皮补补？"女儿听了十分疑惑，吃猪皮能给皮肤补充胶原蛋白吗？我们的答案是：不能。

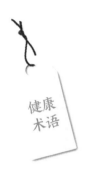

健康
术语

氨基酸

氨基酸是构成蛋白质的基本单位，共有 22 种，其中一部分可以由人体自身合成，称为非必需氨基酸，还有一部分人体不能合成或者合成速度无法满足人体需要，称为必需氨基酸。氨基酸是人体不可缺少的营养物质，对维持正常生命活动具有重要作用。

专家说 **吃猪皮为什么不能补充胶原蛋白**

中国有句俗话"吃哪补哪"，不少人提出通过摄入猪皮来补充胶原蛋白，以避免胶原蛋白的缺失，维持皮肤年轻状态。那么，吃猪皮可以补充皮肤胶原蛋白吗？

要想知道吃猪皮能否补充胶原蛋白，首先就应该明确人体对食物的消化过程。胶原蛋白属于大分子蛋白质，蛋白质进入消化系统后，为了能更好地吸收，并不会一直保持原本的分子状态，而是经过蛋白酶、胰酶等消化酶的反应，转化为更易吸收的多肽和氨基酸。氨基酸可

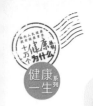

关键词

点痣 酱油 色素

以通过多种食物来补充，胶原蛋白在体内并不会转化为其特有的氨基酸，同样，其消化后形成的氨基酸也并不都会在体内转化为胶原蛋白。因此，胶原蛋白主要靠自己合成，其合成的多少与食物中胶原蛋白的量并没有明确的关系。其次，猪皮中不仅仅含有胶原蛋白，也含有脂肪等成分，摄入过多并不可取。

那应该怎么补充胶原蛋白

胶原蛋白的合成需要氨基酸作为原料，虽然食物摄入并不能直接补充胶原蛋白，但合理均衡饮食是补充氨基酸等营养物质的重要基础。因此，养成良好的饮食习惯是胶原蛋白合成的关键。其次，可以采取一定的措施减少胶原蛋白的变性和流失，比如日常防晒和减少熬夜，建立良好的生活习惯，都是留住胶原蛋白的好办法！

（张 谧 陈 翔）

3. 点痣后是否能吃酱油

小华在医院点了痣，回到家中，妈妈特地嘱咐说："你今天点了痣，这几天可千万别吃酱油这一类含色素的东西，不然点痣的伤口会变黑的。"小华犹豫了，点痣后是否能吃酱油呢？我们的答案是：可以。"点痣之后不能吃酱油"的说法是没有科学根据的。

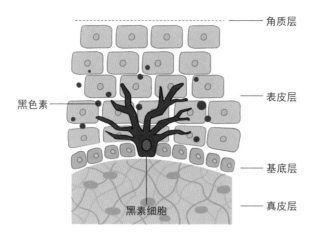

角质层

表皮层

黑色素

基底层

黑素细胞

真皮层

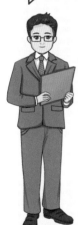

为什么会出现色素沉着

科学家发现皮肤的颜色除了由种族遗传等先天因素决定外，主要是受黑色素的影响，黑色素是皮肤颜色的主要决定因素。它是通过皮肤表皮的黑素细胞合成的一种物质，其中酪氨酸酶是黑色素合成的关键酶。

点痣是一种物理性治疗，这种治疗对周围的细胞有一定损伤，后续会发生炎症反应。炎症会使皮肤中的巯基减少，而巯基有抑制酪氨酸酶的作用，因此炎症发生后对酪氨酸酶的抑制作用减少，黑色素生成增多，就可以出现色素沉着的表现，医学上称其为炎症后色沉反应。

吃酱油到底有没有影响呢

酱油是以大豆、小麦等为原料发酵而制成的调味品，虽然颜色很深，但其实和其他食物一样，食后经消化形成氨基酸、碳水化合物、无机盐、水等能被人体吸收的物质，目前无法证实它会被人体转化为促黑

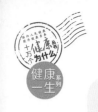

色素生成的物质。点痣之后，吃酱油会导致色素沉着是没有科学根据的。

点痣后我们要如何科学护肤呢

前面提到，黑色素是皮肤颜色的主要决定因素。对黑色素的形成和排泄过程造成影响的因素就可能改变皮肤颜色。如日光、紫外线的照射能使皮肤色素增加；服用一些光感性的食物也可能会加深肤色。所以，点痣后应该注意：①局部伤口 3~6 天内尽量不要沾水，避免感染，可适当外用聚维酮碘（碘伏）等药水进行消毒，预防感染；②注意防晒，避免紫外线照射过多，减少色素的产生；③可适当摄入含维生素 C 丰富的食物或者外涂左旋维生素 C，以减少色素沉着的发生和持续时间。

健康加油站

黑色素的代谢主要包括三个过程，分别为：黑色素的生成、转移与降解，任何一个环节发生改变，均可影响黑色素代谢，导致皮肤颜色变化。

点痣需要注意什么

（张　谧　陈　翔）

4. 吃黑芝麻能让**头发变浓密**吗

小全因为从事 IT 行业需要长期对着电脑办公，精神压力大、睡眠不好，脱发严重，连相亲时也总是感到不自信，过年的时候七大姑八大姨聚在一起聊天："我家孩子打小就爱吃黑芝麻，你看他的头发是不是和朱时茂的一样一样的。"小全心里不信，但还是托人买了几斤黑芝麻，那么吃黑芝麻能让头发变得浓密吗？我们的答案是：不能，这是没有科学依据的。

专家说

为什么会脱发

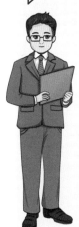

毛发由毛囊产生，毛囊作为一种"消耗品"，一般在出生前已经形成，接下来便进入生长周期。每一个毛囊都有自己的生命周期，包括生长期、退行期、休止期，周期的不断循环使得毛发数量处在动态平衡状态。

一般情况下，成人一天掉落不超过 100 根头发是正常的，不正常的脱发与遗传因素和环境因素有关，如精神紧张、感染、激素水平变化。当毛囊受到这些影响后萎缩或者大量进入休止期，我们就会发现头发渐渐变细、变软，并逐渐出现脱发的现象。

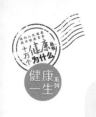
吃黑芝麻到底能不能改善脱发呢

　　黑芝麻，是人类最早使用的油料作物之一，含有21.9%的蛋白质和61.7%的脂肪，富含铁、钙等矿物质，但这些营养成分从每日食物中也可获取，目前无法证实它会被人体转化成为促头发生长的物质，对于雄激素性脱发的患者，吃黑芝麻还会加重油脂分泌，不利于治疗，因此"吃黑芝麻能让头发变浓密"是没有科学依据的。

如何让头发变得浓密

　　前面提到，头发的数量取决于毛囊生长周期，而毛囊的破坏及生长受阻常与紧张、焦虑、烫染发等外部因素有关，所以我们应该调整生活方式，保证充足的睡眠，避免烫染发，一旦发现自己有脱发的问题，应立即就医，确认毛囊的具体情况，根据医生的建议选择合适的治疗方法。

（张　谧　陈　翔）

5. 补充**维生素 C**
皮肤能变白吗

　　小华一直追求晶莹白润的皮肤，在网上搜索后发现补充维生素C可以使皮肤变白。特地嘱咐外出的妈妈带一些柠檬回来，从现在开始每天补充维生素 C，那补充维生素 C 皮肤真的能变白吗？我们的答案是：有一定功效，但不完全能。

维生素 C 对皮肤保养的功能

维生素 C，作为人体必需的营养物质之一，广泛存在于水果、蔬菜中。维生素 C 具有一定的抗衰老作用，其可促进胶原的产生，中和自由基，减轻紫外线对皮肤的伤害。维生素 C 还可以抑制调控黑色素生成的酪氨酸酶的活性，来减少黑色素生成，产生美白的效果。

不断补充维生素 C 皮肤就会变白吗

首先，维生素 C 不能由人体自身合成，只能靠外界摄取。但长期大量服用维生素 C，人体吸收不了也会导致一些不良后果，如头痛、尿酸增高、胃肠道紊乱、过敏性反应等。根据《中国居民膳食营养素参考摄入量（2013 版）》，我国维生素 C 推荐摄入量（RNI）为 100 毫克/天，可耐受最高摄入量（UL）为 2 000 毫克/天。一般人只要保持正常的饮食，很少会出现维生素 C 缺乏的情况，也就没有必要再额外补充维生素 C。

外用维生素 C 要用之有道

首先，维生素 C 不稳定，在空气中易氧化成淡黄色，遇光和热后也会快速降解。另外，由于皮肤的天然屏障作用，其透皮吸收差，进一步限制了维生素 C 发挥作用。目前，可以在专业医生的指导下使用改良后的外用剂型维生素 C，以辅助淡化色斑、抗皮肤氧化、促进皮肤新生。使用时需要注意防晒避光等。

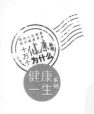

值得注意的是，市面上维生素 C 相关的产品种类繁多，一定要选择正规厂家生产的合格产品。对于初次尝试的人来说，应遵循"低浓度、慢适应、单一用"的原则；一旦发生不适要及时清洗，如未缓解应及时去医院就诊。

（张 谧 陈 翔）

关键词

美白丸 美白饮 黑色素 肤色

6. "美白丸、美白饮"
真的能让皮肤变白吗

小美最近一直苦恼于自己的肤色，想到目前市面上出现了许多十分火爆的"美白丸、美白饮"等相关产品，不禁让小美跃跃欲试，那么"美白丸"是否有效呢？我们的答案是：有效但有限。

 专家说

"美白丸、美白饮"的主要成分和功效

与外用的护肤类产品不同，"美白丸、美白饮"等产品需要通过内服发挥作用，其主要成分包括维生素 C、维生素 E、半胱氨酸、谷胱甘肽、氨甲环酸等。其中，维生素 C 几乎出现在当今的所有美白产品中，

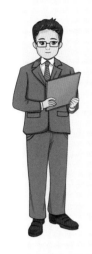

因为人皮肤颜色的深浅取决于黑色素的多少，而合成黑色素少不了酪氨酸酶，维生素 C 可以抑制酪氨酸酶的分泌，减少一部分黑色素的生成，并且维生素 C 还可以作为抗氧化剂，缓解皮肤老化；维生素 E 与维生素 C 类似，可以抑制酪氨酸酶活性，故而也作为美白成分之一；半胱氨酸是一种具有抗氧化作用的氨基酸，更重要的是半胱氨酸可以和谷氨酸、甘氨酸结合，合成谷胱甘肽，谷胱甘肽可以清除自由基，从而防止皮肤老化和色素堆积，使皮肤有光泽；最后是氨甲环酸，也被称为传明酸，它可以抑制黑色素的产生，并防止产生的黑色素转移到周围的细胞，但它没有加速黑色素代谢的作用，因此氨甲环酸的短期美白效果可能并不显著，需与其他美白产品结合使用取得更好的效果。

"美白丸、美白饮"到底有用吗

从成分上来看"美白丸"能够一定程度缓解后天因素导致的肤色暗沉、减少黑色素。但要注意的是"美白丸"属于保健品，不属于药品，且大部分产品是进口产品，而不同国家之间的标准不同，作为消费者我们要了解不同产品背后所含的成分，并按照厂家指导服用，不能自行加大剂量或者多种产品混用，否则可能加重肝肾负担甚至导致疾病。例如，过量摄入的维生素 C 无法被人体吸收，只能通过肾脏代谢，加重肾脏负担，长期过量服用可能导致肾功能受损；此外，为了增强功效，一些"美白丸"产品中还含有激素，这些都是我们要注意和考虑的。

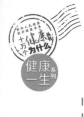

健康加油站

每个人的肤色是由遗传因素决定的，无论我们使用什么样的产品，都只是用来修护我们的皮肤。后天的美白是为了抑制新的黑色素生成，帮助因外界晒伤、氧化的皮肤修复到原来的样子，皮肤护理只是尽量让皮肤恢复到原生基础肤色，皮肤恢复到基础的白净度后，就不会再变白了。

（张 谧 陈 翔）

7. 珍珠粉能**美白祛斑**吗

小美最近烦恼于自己黝黑的皮肤及脸上的斑点，认为这些都影响到了她的颜值。她的好朋友告诉她珍珠粉可以美白祛斑，但是她网上搜索后又发现有人说珍珠粉不可以美白祛斑。那到底珍珠粉能不能美白祛斑呢？我们的答案是：可以淡斑但是不能美白。

什么是珍珠粉呢

珍珠粉，顾名思义，即珍珠研磨成粉而成，原材料可分为淡水珍珠和海水珍珠，由于海水珍珠加工成本高，且含有少量的珍珠质，因此珍珠粉大部分为淡水珍珠研磨而成。其可以内服，也可以外用，具有以下功效与作用。

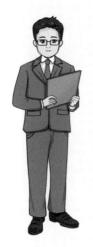

◆ 镇心安神：珍珠粉具有镇心安神的作用，用于辅助惊吓的患者。

◆ 清肝明目：珍珠粉入肝经，能清肝经之热。

◆ 排毒生肌：出现刀伤、擦伤、烧伤等及时用珍珠粉，止血、消炎效果更快。

◆ 美容养颜：珍珠粉含有很多氨基酸，如甘氨酸、脯氨酸、胱氨酸等，能帮助保持皮肤弹性，使肌肤更白更红润。此外，珍珠粉中含有铜、锌、锰等微量元素，可以提高皮肤的抗氧化能力。

珍珠粉对于美白

珍珠粉主要成分为无机物碳酸钙，这类成分并无美白功效，此外还含有少量的氨基酸、多肽、多糖等是否有美白的作用仍有待考察。现在有很多女性很依赖珍珠粉，认为珍珠粉用在皮肤上有美白的效果，实际上是因为珍珠粉残留在毛孔中造成暂时假白的现象。珍珠粉几乎不被吸收，残留在毛孔中很难清洗干净，颗粒稍大的就会导致毛孔堵塞，使皮肤油脂无法正常排出，长时间则会导致粉刺和痘痘的产生，建议不要盲目使用。

珍珠粉对于祛斑

对于淡斑而言珍珠粉具有一定的疗效，其能有效抑制脂褐素的形成，还有清除氧自由基、延缓衰老、抗氧化、促进组织修复等作用。此外，珍珠粉里面含有的微量元素较多，具有一定的淡

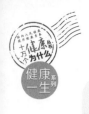

斑效果，但是使用珍珠粉祛斑效果不是特别明显，且需要长期坚持使用，过程中还有可能导致皮肤过敏，所以并不是所有的人都适合使用珍珠粉来祛斑。

（陈　翔）

关键词

红酒　白藜芦醇　美容

8. **喝红酒**能让皮肤变好吗

经常会听到这样的说法：喝红酒会提升我们的品位，让举止更优雅，还可以美容养颜。红酒真的有让皮肤变好的神奇功效吗？是的，红酒中确实存在对皮肤有益的成分，但红酒终究还是酒，酒精也会对皮肤产生不利影响，因此喝红酒并不是护肤的好选择。

红酒的成分有哪些

红酒中的主要物质是水，占 70%~90%，其他物质成分有乙醇、糖、甘油、酸、单宁、酯、酚、维生素等。红酒中含有的一些特殊成分，确实对皮肤有益，其中目前研究较多的是白藜芦醇，是一种酚类物质，来自葡萄皮。

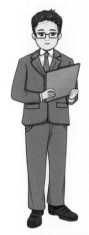

红酒中的那些神奇成分

白藜芦醇有着很好的抗氧化作用，可以降低自由基的活性从而清除自由基，起到抗氧化和延缓衰老的作用，同时还可以保护细胞，防止血栓形成。与此同时，白藜芦醇可辅助降血脂，尤其是抑制低密度脂蛋白的表达；白藜芦醇还被发现对多种肿瘤均有抑制作用，其可通过抑制肿瘤细胞增殖，促进肿瘤细胞凋亡等方式对抗肿瘤。

除了白藜芦醇外，红酒中的葡萄籽油、花青素、单宁都可以对皮肤起到保护作用，有防晒、美白、抗皱等功能。但是，需要注意的是，红酒中的上述成分含量有限，而研究中多数用到的是提纯后的物质，通过单纯喝红酒是否能达到上述功效尚不明确。

红酒还是酒喔

红酒的本质依旧是酒，酒精的过量饮用，都会使人体产生不适，造成头晕头痛、面红耳赤、恶心呕吐等症状。同时，酒精也会对皮肤产生不利影响，增加健康皮肤水分的排出，使皮肤更干燥，皮肤屏障易受破坏；酒精已被明确地证实可以增加系统性红斑狼疮的患病风险；饮酒与荨麻疹密切相关。

如果想让皮肤变得更好，最好还是通过各种已经明确的物理和化学方式来保护皮肤，并遵循健康的生活方式，每天保持良好的心态。如果有任何皮肤疾病，最好在饮用红酒之前询问皮肤科医生的意见。

（陈　翔）

9. 吃辣椒等辛辣食物

会**诱发痘痘**吗

关键词

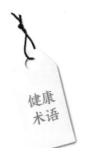

健康术语

辣椒　痘痘

高 GI 食物

GI 即血糖生成指数，高 GI 食物就是指所摄取的食物在体内能够很容易转变为糖。通常情况下，摄入高 GI 食物能够使血糖快速升高。

生活中我们经常遇到这种情况，一顿美味的麻辣烫后，脸上的痘痘就开始茁壮成长了……我们开始抱怨，下次绝对不能再吃辛辣的食物了。但是事实上，辣椒不应该背这锅。虽然很多年轻人反映，自己是在吃了辛辣食物后（香辣蟹、麻辣牛肉、麻辣烫、火锅）就出现了爆痘，但是基于目前的临床研究来看，我们并没有发现足够证据，能够指出辛辣食物与痤疮存在直接关系。

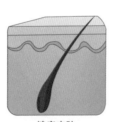

健康皮肤

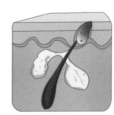

黑头

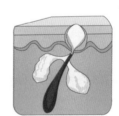

粉刺

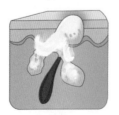

脓包

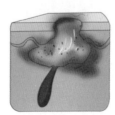

结节

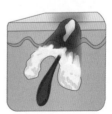

丘疹

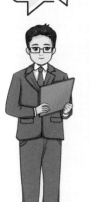

为什么会长痘痘

痤疮（俗称痘痘），是一种累及毛囊皮脂腺的慢性炎症性疾病。通常以粉刺、丘疹、脓疱为特征，并伴有皮脂溢出。

痤疮的发病主要与雄激素水平及皮脂分泌增加相关，皮脂分泌后与脱落的表皮组织混合后堵塞毛孔，从而导致痤疮发作。

为什么日常生活中很多人吃辣椒容易长痘

对于吃了辛辣食物便长痘的这种现象，不能够单纯归结于辣椒。其可能的原因是这些辛辣、麻辣菜品为了达到理想的口味，往往会在烹饪的过程中加入了大量高油、高糖食物，而这些（高油、高糖）食材才是最终导致皮脂分泌旺盛，造成或加重痤疮（青春痘）的罪魁祸首。

有哪些食物会容易导致痤疮的发生呢

◆ 高升糖指数（GI）食物：如蛋糕、饼干等点心。因为高糖食物会促进皮脂腺分泌，所以甜品爱好者更要注意控制饮食。

◆ 乳制品：如奶油、牛奶等。但是，喝脱脂牛奶并不能避免长痘痘。

◆ 油腻油炸食物：如鸡排、炸鸡翅等。

所以，为了避免痤疮的发作，还是建议大家多吃些清淡易消化的食物，达到营养均衡。而对于痤疮易发者，更应该尽量避免高糖高油的食物。

（张 谧 陈 翔）

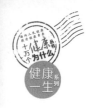

10. 木瓜能丰胸吗

"吃木瓜能丰胸"这个说法一直在坊间流传，特别是在女性中间。然而，吃木瓜真的能丰胸吗？我们的答案是：不能。

专家说

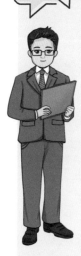

木瓜的营养价值

木瓜是一种富含营养的水果，富含维生素 C、维生素 A、维生素 E、钾、纤维素、镁、叶酸等多种营养物质，研究表明，木瓜中的营养物质可以促进身体的健康和预防一些疾病，如心血管疾病、癌症等，但与乳房健康的关系仍未明确。

木瓜酶真的是神奇的成分吗

有传言声称木瓜中含有的木瓜酶可以刺激乳腺生长，从而促进乳房发育，但是这种说法缺乏科学依据。木瓜酶，全称木瓜蛋白酶，又称"木瓜酵素"，可分解蛋白质，但自身也是一种蛋白质，进入人体后会和其他所有蛋白质一样被胃肠道中的蛋白酶分解为氨基酸，再按照人体需要重新组合，不能再保持完整，因此也不可能发挥丰胸作用。

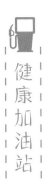
如果女性希望改善乳房健康或丰胸，最好遵循健康的饮食习惯，均衡摄入各种营养素，并根据自己的体质和需求进行科学的调整和治疗。如果有任何健康问题，建议咨询医生的意见。

（陈　翔）

11. 吃大量富含**胡萝卜素**的食物皮肤会变黄吗

"胡萝卜、橘子吃多了皮肤会变黄"。这种说法一直在民间口口相传。然而，吃大量的胡萝卜、柑橘、南瓜等富含胡萝卜素的食物真的会使皮肤变黄吗？我们的答案是：会的。

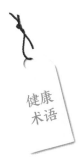
健康术语

胡萝卜素血症

胡萝卜素血症是一种良性症状，由于血液中过多的胡萝卜素而导致橙黄色皮肤色素沉着。长期摄入过量的胡萝卜素可能会导致胡萝卜素血症。

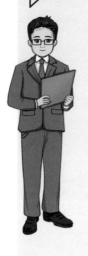

让皮肤变黄的"元凶"——胡萝卜素

胡萝卜素是一种营养物质，是人体合成维生素 A 的必需的原料。食用含有大量胡萝卜素的食物，如柑橘、南瓜、胡萝卜等，会导致皮肤变黄。长期摄入过量的胡萝卜素（每天超过 30 毫克）可能会导致胡萝卜素血症。

胡萝卜素血症于 1919 年首次被报道。当时，由于第一次世界大战期间的食物短缺和饥荒，人们主要食用植物性食品。随着经济的发展，食物变得更加充足，胡萝卜素血症的发生逐渐减少。近些年，由于素食主义的风潮，胡萝卜素血症又重新引起人们的关注。

可引起胡萝卜素血症的食物

胡萝卜素血症最常见于儿童。过量食用包括柑橘、杏子、哈密瓜、芒果等水果或胡萝卜、青豆、芦笋、南瓜等蔬菜可能会导致胡萝卜素血症的发生。食用其他含有高胡萝卜素的食物如黄油、鸡蛋、牛奶和棕榈油等也可导致类似的皮肤变黄。此外，母亲也可能由于在孩子的辅食中添加了过多的营养补充剂而在不知不觉中诱发胡萝卜素血症。

皮肤变黄了该如何处理

低胡萝卜素饮食会使皮肤的黄色逐渐消失。但即使在体内胡萝卜素水平恢复正常后，黄色皮肤也会持续数月方才会完全恢复。不必因此担心，保持正常均衡的膳食，皮肤颜色会逐渐恢复正常。

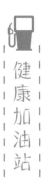

胡萝卜素的吸收和代谢：胡萝卜素主要在近端小肠被吸收。在正常饮食结构下，食用的胡萝卜素约有10%没有被肝脏转化。这些未被转化的胡萝卜素具有很强的亲脂性，可以沉积在人体的脂肪组织或角质层中。

（陈　翔）

关键词

发物　营养　伤口愈合

12. 吃民间流传的"发物"会影响**伤口愈合**吗

小湘的妈妈因为阑尾炎手术住院。术后他为妈妈准备了营养的羊肉汤，妈妈却不愿意喝。她说："羊肉是发物，现在吃会影响伤口愈合的。"小湘不知这种说法是否有科学依据，吃民间流传的发物真的会影响伤口愈合吗？我们的答案是：不会。

"发物"这一说法是否科学

"发物"是民间相传的一种概念，它代指一类食用后可能会诱发某些疾病或是加重已有症状如过敏、发热、关节肿痛等的食物。许多人认为的"发物"包括红肉、大部分菌类、海鲜类及个别蔬菜种类。

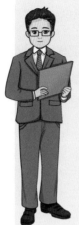

关于"发物"的科学解释，一方面与过敏反应有关，即人们对发物的反应实际上是因为对这种食物过敏；另一方面则是由于食物本身油腻、含糖量高或具有其他的刺激性，可能激发炎症。事实上，由于体质的不同，人们适宜食用的食物各不相同，不建议因为少数人食用后有不良反应就将此类食物归结于"发物"。

发物是否会影响伤口的愈合

事实上，伤口愈合需要良好的营养支持，而许多"发物"中含有丰富的营养，它们实际是有益于伤口愈合的。伤口处会发生组织的再生，此时机体正需要各类营养如氨基酸、维生素和矿物质等来保证再生的物质基础，而传言中属于"发物"的牛羊肉正是蛋白质的优质来源之一；海鲜中的蛋白质、锌等营养物质也可以促进伤口愈合，甚至辣椒中含有的辣椒素也被证实具有抗菌、抗炎的作用，可以促进伤口的愈合。专家建议：在伤口愈合期间，应该保证充足且均衡的营养素摄入，为了避免"发物"影响伤口愈合而过度追求清淡饮食反而可能妨碍身体的康复。

为了促进伤口愈合，我们应该怎么做

在伤口愈合期间，有些食物的确不能吃：高脂肪食物（油炸食品等）、高糖食物（甜品糕点等）和高盐食物（咸菜熏肉等）可能会对免疫系统产生负面影响，从而导致愈合速度变慢，这些食物也可能会增加伤者患糖尿病等慢性疾病的风险。香烟中的尼古丁会阻碍伤口的愈合，而过度饮酒也会抑制身体的免疫系统和伤口愈合反应。除了饮食方面多加注意以外，还需要做到以下几点。

◆ 保证充足的睡眠：睡眠不足会导致促炎性细胞因子水平升高，妨碍伤口愈合。

◆ 保证适宜程度的日常锻炼：在不影响伤口的情况下，适度锻炼有助于良好的血液循环，加速愈合。

◆ 保证伤口局部清洁：遵守医嘱，定期换药并清洁伤口，预防感染等。

（陈　翔）

睡眠与美丽

13. 睡眠不足或睡眠质量不高会**加速皮肤衰老**吗

熬夜对于现代人来说似乎成了家常便饭，丰富的夜生活让我们在夜间活动的时间大大延长，但平时我们看到经常熬夜的人皮肤更容易生皱发黄，让人觉得他们要比同龄人更加显老。这样的情况令人不禁产生疑惑，睡眠不足或睡眠质量不高真的会加速皮肤衰老吗？我们的回答是：是的！保持良好的睡眠习惯是延缓皮肤衰老，保持皮肤健康的重要因素。

什么叫睡眠不足或睡眠质量不高

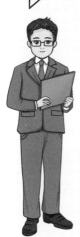

一般而言，青少年每天需要 8~10 小时的睡眠时间，成年人每天需要 6~8 小时的睡眠时间，但这并不绝对。同时睡眠质量也是一个重要因素，比如上床后半小时内不能睡着，睡眠中反复醒来都是睡眠质量不佳的表现。因此对于每一个不同的人来说，每天需要睡眠多长时间是很难下结论的。通常我们会将醒后的精神状态作为评估标准，若是能在白天保持精力旺盛，没有疲劳、嗜睡、头晕等症状则能认为睡眠时长足够。

睡眠不足真的会加速皮肤衰老吗

有临床研究证明了睡眠不足会加速皮肤的衰老，并且影响皮肤的自我修复功能。睡眠不足的女性与睡

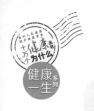

眠充足的女性相比会出现皮肤过度老化的现象，她们的皮肤更容易出现皱纹，肌肤松弛无弹性，色素沉积不均匀而出现色斑；并且在皮肤晒伤后修复的研究中，她们的皮肤修复速度下降。可以发现，睡眠不足不仅加速了皮肤衰老，还会损害皮肤健康。

睡眠不足为什么会影响皮肤的衰老和健康

为了研究这一课题，科学家们从昼夜节律下手，因为睡眠不足或质量不高会直接影响到昼夜节律，而昼夜节律的异常会导致激素和神经信号启动异常，从而影响到皮肤乃至全身的变化。

昼夜节律大多以 24 小时为一个周期，而大脑中的视交叉上核是我们脑内的昼夜节律调控器，它可以通过接收光线来调节人体褪黑素的分泌。在白天，光线映射到视网膜时，视网膜中的感光细胞发送信号给视交叉上核，而视交叉上核进一步影响脑部的松果体，使褪黑素的分泌受到抑制。而当夜幕降临，光线减弱，松果体不再受到抑制，褪黑素的产生便逐步增加，因此褪黑素具有很强的昼夜节律性。

那么褪黑素有什么作用呢？科学研究表明，它能抗氧化、抗炎症，并能作用于皮肤细胞，调控皮肤的昼夜节律，而氧化是皮肤衰老的重要原因。因此当人们熬夜接受光线的刺激，就是在抑制褪黑素的分泌，加速皮肤氧化。除此之外，皮肤细胞更新增殖，新陈代谢的能力在当日 22 点至次日 2 点的时间内最为活跃，这个时间段内不睡觉会影响皮肤细胞的功能，从而加速衰老。

（粟　娟）

14. 如何消除因熬夜 出现的**黑眼圈**

随着人们的作息变化，现代人大都难以维持规律的作息，每天晚上总有工作学习或电视剧在拖延我们的入睡时间，小美也不例外。她昨天因为公司事务熬夜至凌晨 4 点，第二天起来发现顶着熊猫同款的黑眼圈，整个人显得无精打采，便过来求救，想要祛黑眼圈的"灵丹妙药"。消除的办法很多，但规律作息最为重要。

专家说

为什么熬夜会出现黑眼圈

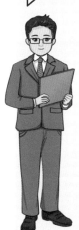

研究发现，熬夜出现黑眼圈的主要原因是眼周微血管较多，熬夜使眼睑得不到休息，血管持续紧张收缩，血流量长时间增加，引起眼圈皮下组织血管淤血和水肿，滞留下黯黑的阴影，就是我们熟知的黑眼圈。

怎么样消除因为熬夜出现的黑眼圈呢

以下几个妙招可以在一定程度上击退黑眼圈，缓解症状。

（1）物理疗法：局部物理疗法有热敷、按摩等方式，当我们用热毛巾敷在眼睛处，会作用于眼睛周围的神经以及血管，促进血液的循环以及眼睛的新陈代

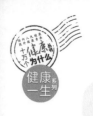
谢，从而在一定程度上缓解黑眼圈症状。通过手搓热的这个温度，按揉眼周的穴位，比如太阳穴、睛明穴、承泣穴等，类似于眼保健操的几个穴位，来刺激血液循环、缓解黑眼圈症状。但是要注意的是按摩时注意力度以及手法，避免眼周受伤。

（2）适合的眼部护理产品：目前很多眼霜、眼精华可以缓解黑眼圈的症状，但是需要长期坚持使用，并且效果因人而异。护眼贴、眼贴、眼罩等产品也有淡化黑眼圈、缓解眼疲劳的功效。

（3）早睡：熬夜是引发黑眼圈的最重要因素，所以建议注意养成规律的生活作息习惯，尽量早睡早起，保证充足和规律的睡眠。一般睡眠时间在 7~8 小时，还要注意提高睡眠质量，如果黑眼圈出现的时间较短，并且症状不明显，经过早睡早起调理后，有可能会逐渐消失。

（粟　娟）

15. 经常上**夜班**该如何**保养** 自己的**皮肤**

充足的睡眠可以说是性价比最高的护肤手段，可是对于夜班党的小美来说，"睡个美容觉"却是一件无比奢侈的事。日夜颠倒的生活导致昼夜节律失调，内分泌紊乱，各种皮肤问题接踵而至，皮肤暗黄干燥，痤疮、黑头、皱纹等皮肤问题接连产生……小美来向我们求助：怎样才可以减少上夜班对皮肤的伤害呢？我们的答案是："清洁保湿、多睡少吃"，深夜的你也可以"夕颜凝露容光艳"！

做好皮肤清洁

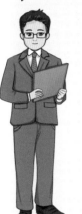

面部的清洁是护肤的第一步。频繁的熬夜导致内分泌紊乱，皮肤分泌油脂增多。而过多的油脂吸附杂物、阻塞毛孔会引起面部细菌滋生。因此上夜班也要做好面部清洁，及时卸妆，适度去除角质。

给皮肤补补水

皮肤在夜间更易产生水分的流失，因此保湿对于夜班党来说也是极为重要的。有效的皮肤保湿，可以稳固皮肤屏障，减少面部缺水，提高皮肤抗氧化能力。尤其是对于工作环境比较干燥的夜班党，面部的保湿更需要高度重视。因此，可以适当使用补水喷雾、面膜等，有助于补充面部水分，保持面部水润。

保证健康的饮食习惯

上夜班造成的不规律的饮食习惯，对于正常营养素的摄取有极大的影响。研究表明，夜班工作者的钙磷以及维生素 A、维生素 C 摄取显著降低。因此，保持清淡的饮食，多摄取水果蔬菜，补充维生素，减少油腻食物以及咖啡因的摄入，有助于维持一个好的皮肤状况。另外，适当的喝水有助于新陈代谢，可以部分挽救由于夜班所带来的昼夜节律颠倒引起的皮肤损害。

多睡觉

对于长期上夜班的人来说，构建属于自己稳定的生物钟，保证每天 7~9 小时充足的睡眠，对延缓皮肤衰老有好处。但如果无法保证规律的生活作息，白天有质量地补足睡眠也是很有必要的。尝试去营造一个昏暗适宜的睡眠环境，选择佩戴眼罩、耳塞等可以一定程度上帮助提高睡眠质量。

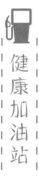

健康加油站

上夜班还需要涂抹防晒霜吗

晚上的紫外线强度是极为微弱的，因此如果不是高紫外线辐射的工种，夜间工作时防晒霜是不必要使用的。

（张 谧 粟 娟）

16. 熬夜后补觉
还能**挽救皮肤**吗

小美在昨天因为工作熬了夜，妈妈特地嘱咐说："你昨天熬夜皮肤都变差了，今天可得好好补觉，让皮肤修复一下。"小美疑惑了，熬夜之后补觉真的能挽救皮肤吗？我们的答案是：很遗憾！对于熬夜带来的皮肤伤害，补觉可能帮助不大。

熬夜到底会不会伤害皮肤呢

　　熬夜会对我们的身体和精神造成较大的伤害，影响机体细胞生长、DNA 损伤修复以及免疫功能。那皮肤作为人体的器官，同样也受到熬夜的影响。

　　熬夜会影响皮脂腺的分泌，容易引发痤疮等皮肤问题。当油脂分泌过多时，毛孔被动扩张利于分泌油脂，加剧毛孔变大。熬夜所致的自由基氧化会导致肤色暗沉。随着熬夜时间的延长，连续破坏皮肤的晚间自我修复能力，会致使皮肤屏障受损，发红发痒，皮肤弹性皱纹等相关问题更为明显。

补觉为什么不能挽救皮肤

　　熬夜后皮肤损伤已经产生了，而不规律的睡眠会增加应激激素的释放，因此妨碍皮肤自我修复机制。对于长期熬夜的人来说，身体机能下降，修复能力变弱，体内累积的自由基也会清除不及时，一旦破坏了细胞的 DNA，可能会造成皮肤不可逆的衰老。

如何在熬夜之后挽救皮肤状态呢

　　◆ 注意清洁面部多余的油脂，避免油腻的面部环境促进细菌生长，导致炎症加剧。

　　◆ 注意保湿，熬夜后皮肤屏障受损，特别是角质层本身较薄的人，反复干燥脱屑，会形成细纹，这时候皮肤的保湿尤为重要。

　　◆ 可以选择使用一些抗氧化的护肤品来应对熬夜产生的自由基，从而有效提亮肤色，改善暗沉。

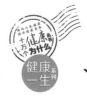

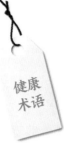

健康术语

熬夜

是指 23 点后因具体事务（工作、学习、游戏等）、自愿或非自愿的情况下仍未进入睡眠状态。

（张 谧 粟 娟）

关键词

裸睡 皮肤

17. **裸睡**对皮肤有好处吗

小雪听朋友小花说最近裸睡不仅提升了睡眠质量，连皮肤都变得更好了，极力向小雪推荐这一种睡眠方式，小雪犹豫了，裸睡真的能让皮肤变好吗？我们的答案是：可以，但也要注意相关细节。

裸睡对皮肤有哪些好处

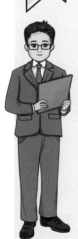

◆ 促进皮肤代谢。裸睡时皮肤毛孔畅通，使得皮脂腺、汗腺的分泌物能顺利排出，同时，裸睡时皮温相对较低，可以加快皮肤的血液循环速度，从而促进皮肤中的汗腺和皮脂腺分泌，有效去除日常化妆、环境污染等诱发产生的皮肤毒素。此外，裸睡还有利于促进角质层老化皮屑的脱落，促进皮肤屏障更新再生及皮肤气体交换。

◆ 改善皮肤状态。裸睡可以使得皮肤散热更加顺畅，便于调节皮温到适宜的温度，让人更快入睡，同时提高睡眠质量，为皮肤健康保驾护航；同时，裸睡使得皮脂腺分泌畅通，其所分泌的皮脂对皮肤起柔润保护作用，可以防止皮肤干燥，而且还具有杀菌作用。此外，裸睡还能减少衣物对皮脂腺等附属器官的物理刺激，减少外界对皮肤的机械摩擦。

◆ 预防皮肤疾病。裸睡可以使得皮肤分泌、气体交换通畅，同时皮肤能自然散热，促进汗液蒸发，使得皮肤保持干爽状态，因而可以避免一些皮肤病的发生。

裸睡需要注意哪些细节

◆ 注意选择床上用品。选择柔软、舒适、透气面料的床上用品，如棉织物品等，能让裸睡更舒适。

◆ 注意卫生。裸睡前应沐浴保持身体清洁，勤洗勤换被套等床上用品，定期除螨杀菌。

◆ 注意保暖。裸睡时皮肤散热更快，应避免受凉。

◆ 注意适用人群。裸睡时皮肤直接暴露在环境中，灰尘和螨虫会引起皮肤过敏和哮喘的发生，对于有特异性体质的人应该特别小心，如特应性皮炎患者、过敏体质人群。此外，老年人体温调节功能较差，裸睡时如外界温度变化过大，容易诱发体温波动，尤其有高血压、冠心病的老年人要尤为注意。最后，皮肤有创面、身体素质较差、免疫力较弱人群也应注意避免裸睡。

（粟　娟）

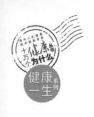

18. 如何**改善打呼噜**

关键词

打呼噜 开放气道

　　小华因为打呼噜总是被老婆嫌弃，说影响了其他人的睡眠，小华也很苦恼，毕竟打呼噜不是自己能控制的。那到底能否改善呢。我们的答案是：可以，但要科学处理。

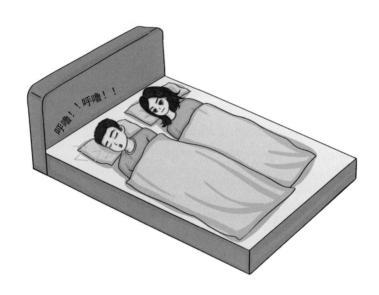

专家说

为什么出现打呼噜

　　打呼噜是各种原因引起的呼吸通道狭窄，只要是气管平面以上的上呼吸道狭窄都可以引起打鼾甚至呼吸暂停。具体包括：鼻中隔偏曲、鼻息肉等引起鼻部狭窄；扁桃体肥大、咽部松弛、悬雍垂过长、舌体肥大、舌根部肿瘤、舌根后坠等引起咽部狭窄。

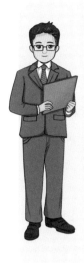

如何改善打呼噜

打呼噜患者的治疗重点是"改善上呼吸道狭窄，改善缺氧症状"，要根据不同的原因进行不同的治疗，治疗方法的选择是决定治疗效果最重要的因素。

◆ 一般治疗：肥胖是引起咽部狭窄的因素之一，减肥可以缩小气道阻塞的程度，戒烟酒，睡前不服镇静安眠药、侧卧睡等都对治疗打鼾有一定的好处。

◆ 手术治疗：要根据阻塞的平面选择不同的手术方法，如有鼻阻塞的患者应该进行鼻部的手术，咽部狭窄的患者可以行悬雍垂腭咽成形术（目前治疗打鼾及睡眠呼吸暂停最常用的手术方法）。另外小颌的患者，可以做正颌等手术。

◆ 持续正压通气呼吸机：主要是通过睡眠时佩戴面罩与呼吸机相连，类似吹气球的原理，将咽部狭窄的部分扩大。适用于中重度打鼾及其他治疗方法失败的患者。

◆ 口腔矫治器：即做成半口假牙套状，睡觉时戴入口中，固定于牙床上，通过其上特殊的生物功能材料，形成一个畅通的呼吸道，达到减少甚至从根本上消除打鼾和憋气的目的。

◆ 膳食与生活习惯：多吃清淡食物，例如蔬菜瓜果，少抽烟，不喝酒，早睡早起，体育运动能减轻鼾症病症。

（雷文斌　陈　林）

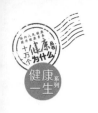

19. **打呼噜**要看医生吗

　　哈呼——哈呼——一阵震耳欲聋的呼噜声袭来，小娟被身边的老公吵得睡不着觉，突然间，呼噜声戛然而止，小娟用手指探了探老公的鼻孔，惊恐地发现居然没有了呼吸！正在小娟想把老公大力推醒时，哈呼——哈呼——更大的呼噜声重启，老公似乎醒了一下，翻个身又继续睡了。结婚数年，这样的情景几乎每晚都在上演，且随着老公的日渐丰腴，呼噜声已经大到小娟无法入眠。打呼噜需不需要看医生呢？我们的答案是：这种情况可能是阻塞型睡眠呼吸暂停低通气综合征，需要看医生。

打呼噜是病吗

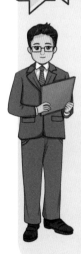

　　打呼噜是一种常见的症状，医学上叫鼾症，俗称打鼾。上述例子所提到的"没有呼吸"，医学上叫呼吸暂停，指突然间打鼾停止，口鼻没有呼吸长达 10 秒钟以上。大多数情况下，具有上述症状的人患有一种被称为阻塞型睡眠呼吸暂停低通气综合征（obstructive sleep apnea hypopnea syndrome，OSAHS）的疾病，这种人常伴有白天嗜睡、疲劳、专注力差等症状，有些人在看书、看电视、坐车甚至开车时容易犯困或睡着。

阻塞型睡眠呼吸暂停低通气综合征有什么危害

　　OSAHS 是指成人在夜间睡眠当中，每小时出现 5 次以上的呼吸暂停。严重者甚至会达到每小时 120 次以上，平均每分钟 2 次。有的患者最长的呼吸暂停时间竟然超过了 2 分钟！想想看，一般人在憋气 2 分钟的时候已经缺氧得很难受了，那身体长期处于缺氧状态，对各器官的影响更是相当大的！患有高血压、心律失常、脑卒中、糖尿病等疾病的风险大大增加，严重者甚至有猝死的可能。

　　当然，打呼噜并不一定患有 OSAHS，有一些人仅仅是单纯的打鼾，并没有达到 OSAHS 的诊断标准，也没有伴发夜间的低氧血症。

　　总体来说，打呼噜是要看医生的，通过客观的检查，来评估有无 OSAHS，有无夜间缺氧，如果患有相应疾病，应尽快进行正规的治疗，避免日后对身体产生更大的危害。多导睡眠图检查是检查和诊断 OSAHS 的主要手段。

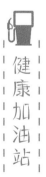

健康加油站

　　多导睡眠监测是国际公认的诊断 OSAHS 的金标准。通过一整夜连续的对呼吸、动脉血氧饱和度、心率、脑电图等指标的监测，可以了解患者有无呼吸暂停、暂停的次数、暂停的时间、发生暂停时最低动脉血氧饱和度等，以此评估患者的病情。

（雷文斌　王　丹）

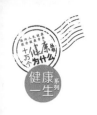

20. 睡眠**张口呼吸**的习惯如何改变

关键词

睡眠

张口呼吸

小明今年 5 岁了，妈妈发现他最近晚上睡熟了老是张着嘴巴，有时还有打鼾的声音。于是小明妈妈上网查询，看到有不少人说这是"睡眠张口呼吸"，还有网友分享拿胶布把嘴巴贴上来改善这种情况。不知道小明是不是也可以照做。我们的答案是：不妥！建议先看医生。

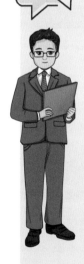

睡觉张着嘴巴＝睡眠张口呼吸吗

日常生活中，有些时候存在将"张口"等同于"张口呼吸"的误解。有部分人只是单纯张口状态，但其实还是经鼻呼吸的。特别是在儿童当中，由于唇肌张力小，自然状态下口唇呈现轻微张开的状态，但依然是通过鼻子进行呼吸的。类似的情况，并不能称之为"张口呼吸"。时下流行的"闭口贴"，对于这种"张口"鼻呼吸的人群而言有一定的改善作用。但是，如果确定是有"张口呼吸"，那么，万万不可简单粗暴试图使用"闭口贴"解决问题，"闭口贴"也解决不了真正意义上"张口呼吸"的习惯。

如何判断究竟是"张口"鼻呼吸还是"张口呼吸"呢

方法 1：在安静入睡后，家长或者家人可以将一条细线或者食指分别靠近鼻孔和口唇，通过细线的摆动幅度或者食指感知分辨气流流动主要来源于鼻还是口。

方法 2：可以将一面小镜子放在鼻孔和上唇之间的位置，观察正常呼吸情况下镜面的起雾情况。如果鼻子一侧雾气更大一些，往往提示"张口呼吸"不明显或者不存在的可能性大；但如果发现口唇一侧的镜面的雾气很大，那就说明可能存在"张口呼吸"，这时候就要引起重视了。

当发现确实存在睡眠"张口呼吸"的习惯时，建议进一步由专业的医生进行评估，到耳鼻咽喉科以及口腔科就诊，评估有没有鼻、咽、口腔相关解剖结构特点或者疾病导致经鼻呼吸不顺畅，从而易于出现"张口呼吸"。

睡眠张口呼吸提示可能存在哪些问题

鼻部疾病，例如鼻炎、鼻窦炎、鼻息肉、鼻中隔偏曲、儿童腺样体肥大、扁桃体肥大等，可导致上气道不通畅，需要张口呼吸补充通气量。经过专业耳鼻咽喉科医生的检查评估，这些潜在引起张口呼吸习惯的疾病可以被及时发现并加以适当治疗干预，例如用药、鼻腔生理盐水清洁，甚至手术治疗等手段，对因解决张口呼吸的习惯。

牙列不齐、下颌后缩也是容易导致睡眠张口呼吸的诱因，经由口腔正畸专科针对性进行矫治，可以有效改善。

健康加油站

长期张口呼吸会影响生长发育期儿童的颌面发育，进而影响面容，出现腺样体面容，其特点是长窄脸型、腭骨高拱、牙齿排列不齐、下颌后缩、口微张、上唇厚且翘，并且缺乏表情。

（雷文斌　吴杏梅）

关键词
带妆睡觉　皮肤

21. 带妆睡觉皮肤会变差吗

上了一天班或逛了一天街，因为太累，躺床上的你顶着精致妆容陪着手机睡去……醒醒，你还没卸妆！部分人在生活中偶尔会带妆睡觉。那么带妆睡觉会影响皮肤的健康吗？答案是肯定的，带妆睡觉有损皮肤健康，应尽量避免。

专家说

降低皮肤通透性，影响皮肤呼吸及代谢

皮肤通过汗孔、毛孔进行呼吸，从空气中吸收氧气，同时排出二氧化碳，呼吸量约为肺的1%。皮肤通过出汗排泄体内代谢产生的废物如尿酸、尿素等，并且主要通过角质层吸收外界的营养物质。长时间带妆睡觉会堵塞毛孔，妨碍皮肤呼吸及排泄功能；皮肤细胞也无法得到充分的氧气和养分，从而导致皮肤干燥、

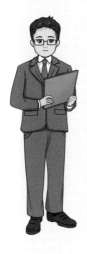

暗沉、毛孔粗大、痤疮、粉刺等皮肤问题。

化妆品残留导致刺激及色斑

在外奔波一天后，化妆品颗粒混杂了空气中的污染物、细菌、霉菌、灰尘等，长期沉积在皮肤上可能导致灼热、红斑等过敏性皮炎表现，细菌滋生、炎症堵塞时导致毛囊炎。另外，部分化妆品，特别是劣质化妆品中含有的铅汞等化学物质长期沉积在皮肤上，可以引起黄褐斑、褐色斑等皮肤疾病。

保养困难，影响睡眠

连卸妆都没做的你当日皮肤保养也就忽略了。敏感肌拖到隔天才卸妆的话，肌肤因缺乏呼吸和水分导致后续保养困难，上妆也会越来越困难。带妆睡觉还会对眼部造成不良影响，睡觉时，眼部肌肉处于松弛状态，带着厚重的眼妆，睡眠质量会受到影响，进而导致或加重黑眼圈和眼袋等问题。

（张 谧 陈 翔）

22. **美容觉**真的能"美容"吗

周六晚上，朋友约小丽出去聚餐放松一下，小丽拒绝了，说："晚上我得早点回家睡美容觉呢，不然，皮肤会变差的。"那么，睡好美

美容觉 皮肤

容觉真的能美容吗？我们的答案是：可以，睡好美容觉，可以改善皮肤质量和维护皮肤健康。

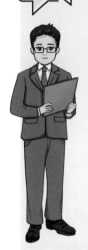

为什么睡美容觉可以美容？

美容觉在时间上通常是指夜晚 10 点到次日凌晨 2 点的睡眠，在这段时间内，我们人体的皮肤特别是表皮细胞处于新陈代谢最为活跃的状态；另外，睡眠时头面部与心脏处于同一水平，此时头面部处皮肤的血流丰富，进行丰富的营养物质交换并且清除废物也更加充分。而熬夜会导致微血管循环淤滞，皮肤养分不足，废物清除不充分。而皮肤的光泽源于真皮和皮下的微血管提供的营养，因此，熬夜会使皮肤失去光泽，导致面色晦暗。

皮肤在睡眠时可以进行再生和修复，此时在血液的供应下，皮肤细胞进行再生，合成新的胶原蛋白，并且也进行自身的修复，即修复白天受到紫外线照射损伤的皮肤，从而起到延缓衰老的作用。此时，若熬夜会缩短皮肤细胞的寿命，影响皮肤再生的速度，导致皮肤老化。

睡眠不佳或不足会影响皮肤健康吗

睡不好美容觉，不仅能影响养颜，而且不利于皮肤健康。人体激素与睡眠、皮肤健康息息相关，在睡眠时，"压力激素"皮质醇的分泌会减少。研究表明，高水平的皮质醇会延缓皮肤创面愈合、影响皮肤屏障功能。此外，睡眠充分时，体内激素均衡，特别是雄激素，皮肤水油平衡，痤疮、干燥、脱屑等皮肤问题的发生也会减少。

皮肤是人体最大的器官，除了有防御、吸收、感觉、分泌、排泄和体温调节等生理功能外，皮肤也是一个重要的免疫器官，熬夜会导致皮肤的免疫力下降，破坏皮肤的免疫平衡，导致皮肤过敏、感染或炎症加重等问题。

（张 谧 陈 翔）

23. 吃**褪黑素**能改善睡眠延缓衰老吗

早上刚到单位，小华就和同事抱怨最近晚上睡不着，白天提不起精神。这时，隔壁的小美凑过来说："最近有一款很火的产品——褪黑素，它可以让你一觉睡到天亮，保证第二天容光焕发。"小华很疑惑，褪黑素真的能改善睡眠延缓衰老吗？我们的答案是：吃褪黑素对于调整睡眠有一定的作用，也有一定延缓衰老、保护心血管的作用，但还需要进一步的证实。

 专家说

褪黑素是什么

褪黑素是人的松果体合成和分泌的代表性激素，在人体内发挥着广泛的生理作用。因为研究人员发现

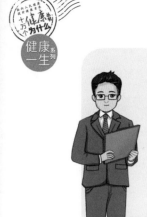

它能够使青蛙皮肤褪色而给它取了这个名字，但实际上它并不能让我们变白。在生理条件下，人体通过视网膜神经细胞感受外界的光线强弱，视网膜神经细胞将它处理成一个信息，再经过脑内的视交叉上核处理后可以用于调节褪黑素的昼夜节律。人体内褪黑素昼低夜高，于夜间 2 点达到最高峰，随着年龄的增大逐渐递减。

褪黑素能改善睡眠吗

来自中国睡眠协会的《2022 年中国国民健康睡眠白皮书》显示，有超过七成的国人曾有过睡眠困扰。而褪黑素作为助眠类热门产品，自然也频频受到人们的关注。目前，褪黑素在全球市场的定位有些尴尬，中、美等国将其归为膳食补充剂，而在英国、法国等国家人们购买褪黑素需要医生的处方，其他国家则根据褪黑素的含量决定其购买是否需要处方。《保健食品原料目录 褪黑素》中，对它标注的功效为改善睡眠，适宜人群也只限定为成人，用量范围在 1~3mg。

目前，褪黑素在助眠方面的证据十分薄弱，已有的研究也表明它对入睡的益处很小，并且对维持睡眠并没有益处，这可能与其增强内源性昼夜节律信号，依靠自然稳态发挥作用有关。然而，对于某些昼夜节律只是轻度延迟（俗称夜猫子）或者需要轮班工作的人来说，褪黑素可能有助于快速重新调整夜间睡眠。

褪黑素能延缓衰老吗

说到延缓衰老的功能，离不开抗氧化和抗炎的能力。正如前面提到褪黑素的分泌随着年龄而衰减，因此分泌褪黑素的松果体也被认为是机体衰老的起始部位。研究表明，将褪黑素加入饮水中喂养小鼠，小鼠的平均寿命比对照组延长 20%。此外，褪黑素也被证实能够保护心血管功能，如降低血压、减少严重的心血管不良事件以及预防缺血再灌注后损伤等。

（张 谧 粟 娟）

24. 失眠为什么会导致肥胖

关键词

失眠 肥胖 食欲

小东为了赶工作项目进度，近来时常因工作或焦虑而失眠。一个月过去后，同事看到小东，说"哟，小东，最近怎么突然间变这么胖了"，小东称体重后才发现竟胖了近 10 斤，难道是近来失眠导致肥胖了吗？对，越来越多的证据显示，睡眠时间的减少与肥胖有着密切的联系。

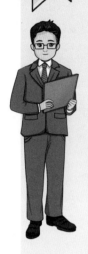

失眠是导致人体肥胖的一个原因

肥胖离不开吃和动，吃得多了，热量摄入多是造成肥胖的主要原因，动得少了，热量消耗得少也会引起身上的脂肪积累。

除了"管住嘴，迈开腿"等众所周知的和肥胖有关的因素，科学家还发现睡眠可以调节人体的内分泌和代谢，夜间经常性失眠后，体内激素水平会发生巨大变化，影响体内能量的代谢从而诱发肥胖。

失眠是这样导致肥胖的

◆ 失眠会导致葡萄糖的代谢率和对胰岛素的敏感性降低。

对比睡眠充足的人来说，睡眠时长不足的人葡萄糖的代谢率更低，也就是说更容易引起能量的积累诱发肥胖。研究还发现，在睡眠不足的情况下，人体对胰岛素的敏感度也在下降。睡眠充足的情况下，人体的糖耐量试验指标均在正常范围以内，但在睡眠不足时，临床上糖耐量有明显的异常表现。

◆ 失眠导致瘦素分泌减少，饥饿素分泌增加。

失眠还会导致瘦素分泌减少，饥饿素分泌增加。经过研究发现，总睡眠时间的减少可以引起瘦素的分泌减少，促进饥饿素的分泌，进而引起人体感到饥饿，提高食欲。瘦素的浓度和肥胖程度密切相关，因此在肥胖和超重的人群中，调节睡眠持续时间尤为重要。

◆ 失眠导致体内皮质醇激素升高。

　　人体在失眠后，体内的皮质醇激素也会一定程度地升高，皮质醇具有提高血压、血糖水平的作用，并且会进一步刺激饥饿素的释放，增加人体食欲诱发肥胖。

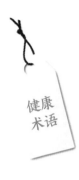

健康
术语

瘦素

　　一种由脂肪细胞分泌的激素，在人体中发挥抑制食欲的作用。

饥饿素

　　由胃分泌的多肽类激素，可以增加食欲。

（粟　娟）

三

影响美丽的
细节

25. **皮肤敏感**人群
如何选择贴身衣物

　　每次换季，小李总是喷嚏不断，流涕不止，而且如果没选择好合适的衣服，皮肤也会瘙痒，并且越抓越痒，还会起小疹子。对于皮肤易过敏人群来说，选择贴身衣物时要格外注意材质并需注意衣服的洗涤方式。

专家说

皮肤为什么会过敏

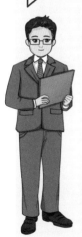

　　皮肤过敏的原因有很多，尘螨、灰尘、花粉、柳絮、染发剂、护肤品都有可能引起皮肤瘙痒、红斑、丘疹。除此之外，一些食物也容易引起过敏，比如海鲜、热带水果，甚至是肉、蛋、奶制品。当身体免疫力下降，如感染、内分泌失调或者精神紧张、压力过大，也可能诱发过敏反应。总的来说，过敏是由于外源性过敏原进入机体引起的异常免疫反应，脱离过敏原后，炎症反应可以缓解或消退。

皮肤易过敏人群如何选择贴身衣服的材质

　　衣服的色牢度、pH、甲醛如果不达标，很容易造成皮肤过敏。选择衣服时，不要贪小便宜选择三无产品（无生产日期、无质量合格证以及无生产厂家），尽量购

买正规品牌的衣服，这样质量会更有保障。同时，我们要学会看衣服的吊牌。

A 类和 B 类可以作为贴身衣物，建议皮肤敏感人群选择 A 类，因为甲醛含量低，衣物 pH 与肌肤较为接近，发生过敏、瘙痒的概率最小。对于皮肤易过敏人群来说，也应尽量不穿丝、毛织品或人造纤维服装。除此之外，建议选择宽松的款式，太过紧身的衣服不仅会增加与皮肤的摩擦，而且出汗后更容易滋生细菌。最后，建议选择浅色的贴身衣服，因为染色剂也会对皮肤造成一定的刺激性。

贴身衣物如何洗涤

新衣服买回来后，建议先洗涤再穿以去除甲醛等织物处理剂。出汗后也要及时清洗，避免汗液滋生细菌。如果皮肤敏感，不建议用普通洗衣粉，因为碱性过大对皮肤有刺激性，可以选择温和的洗涤剂。

A类 婴幼儿用品

其甲醛含量不得大于20毫克/公斤

B类 直接接触皮肤的产品

其甲醛含量不得大于75毫克/公斤

C类 非直接接触皮肤的产品

如：毛衣、外衣、裙子、窗帘、床罩、墙布、填充物、衬布等。其甲醛含量不得大于300毫克/公斤

（崔　勇）

26. 为什么换季时衣柜中放置的
衣物不能直接穿

小李换季时直接穿去年洗干净的衣服，没想到皮肤却突然发痒，身上还总是有一股隐隐的味道，小李百思不得其解，衣服明明是洗干净叠好放入衣柜的，直接从衣柜里拿出来穿难道不行吗？答案是：不建议，特别是对于老人、小孩、免疫力低下人群以及易过敏人群。

换季衣服不建议直接穿

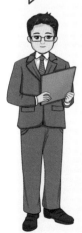

衣服经过长时间存放，各种灰尘、细菌混合在一起会滋生尘螨，虽然看不见但是危害却不小。对于老人、小孩、免疫力低下人群以及易过敏人群，与尘螨接触很容易诱发哮喘、过敏性鼻炎或者皮肤瘙痒，出现红斑丘疹，或滋生痘痘。

同时，衣服放在不通风的地方很可能出现异味，有可能和衣柜本身气味强烈有关，也有可能与放进去前衣物没有完全晾干有关。

衣服如何保存处理

换季衣物妥善保存处理可以有效减少皮肤疾病发生，具体需要注意以下几点。

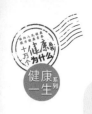
◆ 衣柜勤通风，为了避免衣柜内过于潮湿，滋生细菌，定期通风必不可少，此外，还可以在衣柜里放置除湿袋起到更好的效果。

◆ 衣柜要除醛，多数木制家具会持续释放甲醛、甲苯等刺鼻味道，可以放置除甲醛凝胶吸附醛类物质，减少衣物异味。

◆ 衣服存放前洗干净并确保晾干，有条件的可以抽真空存放。

◆ 换季衣服拿出来后先用洗衣机洗干净，在阳光下经紫外线消毒后再穿更健康。

（崔　勇）

27. 戴口罩、手套、穿防护服导致的皮肤问题如何处理

由于防护需要，有时候我们需要长时间佩戴口罩、手套以及防护服，面部及手部皮肤因而出现各种各样的问题，今天专家告诉你如何才能修复这些皮肤问题。

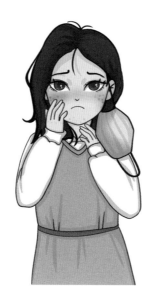

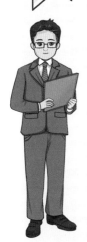

专家说

皮肤压痕如何修复

佩戴口罩时，如果戴得过松起不到防护作用，戴紧了颧骨、鼻子及耳后会由于压力过大产生一道道压痕。对于这种情况，可以在容易出现压痕的部位厚涂凡士林起到保护皮肤的作用。如果压痕或者破损已经产生，温水清洁面部后，涂抹修护保湿霜修复表皮屏障，也可以局部外用抗生素避免创面感染。

戴口罩处皮肤反复长痘痘怎么办

戴口罩会因透气性较差使皮肤长期处于潮湿状态，这为各种细菌的繁殖创造了温床，痘痘也经常乘虚而入，所以有的人在下巴、脸颊这种戴口罩部位反复长痘痘。痘痘的根本原因是皮肤出油过度堵塞毛孔，细菌侵犯引起炎症反应。我们可以使用壬二

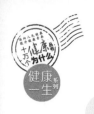
酸凝胶涂抹在爱出油的地方减少皮肤出油，晚上睡前使用阿达帕林凝胶点涂在痘痘处，如果是脓肿型痘痘，可以使用过氧化苯甲酰点涂，不过此药刺激性较强，需要注意避免涂到痘痘以外的皮肤上。

戴手套后皮肤越来越粗糙怎么办

一些人由于长时间戴手套及频繁洗手导致手部皮肤角质层受损，出现脱皮、干燥甚至皲裂。对于这种情况，建议每次摘下手套及洗手后涂抹滋润型护手霜加强保湿，也可以使用细胞生长因子凝胶帮助修护。如果手部皮肤出现局部增厚粗糙，并且反复瘙痒，需要去医院排除苔藓样变，在医生的指导下用药。

（崔　勇）

28. 肤色较深的人
如何**有效化妆**

俗话说，一白遮百丑，小美即使五官精致，却总是因为自己黝黑的肤色而感到自卑，被称为黑天鹅。即使化了妆也无法达到预期效果，所以，肤色深的人应该如何有效化妆呢？

专家说

底妆并非越白越好，适合自己最重要

　　白皙的皮肤仿佛是美女的标配，各种各样的美白产品深受爱美人士的追捧。不过，随着审美多元化，健康的小麦色肌肤也开始受人追捧，欧美人种甚至特意去晒太阳美黑，黑皮逐渐变成健康、有活力的代名词。对于肤色深的人，不必追求过白的粉底色号，如果底妆颜色和自身肤色相差过远，不仅起不到美白效果，还会给人一种假白面具脸的观感。

　　化妆是建立在自身条件的基础上起到锦上添花的作用，对于小麦色肌肤，化妆后呈现出光洁无瑕的自然肤色会比刻意涂白的肤色更健康自然，也更具辨识度。同时，避免让脸和颈部色差过大。不过，深肤色容易给人暗沉的观感，可以选择带有轻微珠光的粉底液来增加皮肤的光泽度，或者在鼻头、眼角、眉弓、颧骨处打上高光，营造出皮肤的透亮感。

妆容重点如何选择

　　我们可以把化妆想象成画画，做好底妆后，要在纸上勾勒及上色。对于眉眼，可以把重点放在刻画 T 区立体度与睫毛眼线上，加强眉毛的毛流感，营造野生感妆容。面中部可以使用偏橘色的腮红与珠光去提亮妆容，同时注意颧骨处的修容。总的来说，皮肤的质感与脸部的立体度以及毛流感是肤色深的人应该着重加强的。同时，对于口红以及眼影颜色的选择，需要避开粉色以及大红色，棕色的眼影、深色或裸色口红会让妆容更加和谐。

（崔　勇）

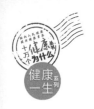

29. 如何用高光和阴影
打造**立体妆容**

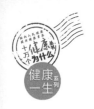

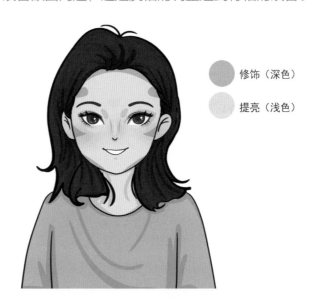

关键词

高光 阴影 立体妆容

爱美的小蒋发现化完妆后，虽然肤色白皙，嘴唇红润，但是面部就像一张大饼看起来又平又假。经过一番学习后，小蒋发现，化妆想要立体效果，高光和阴影得用好！合理使用高光和阴影可以加强五官立体度，改善颅面问题，通过皮相的调整达到骨相的改善。

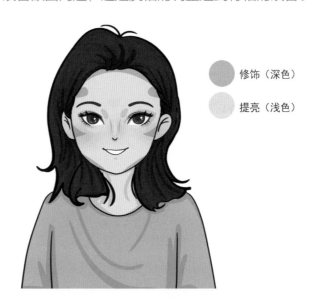

○ 修饰（深色）

○ 提亮（浅色）

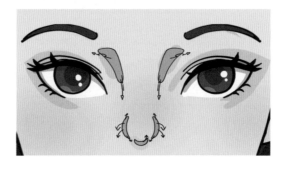

专家说 高光和阴影为什么能打造立体妆容

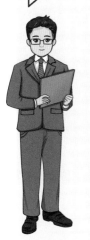

深邃的眉眼、挺拔的鼻梁、饱满的面中部是当下大家追捧的审美，然而亚洲人五官立体度并不完美，不少人还存在面部凹陷、下颌后缩、凸嘴、鼻基底凹陷等颌面问题。

想要通过高光和阴影塑造立体骨相，我们首先要了解正常颌面的高光与阴影区域。由于面部骨骼的起伏，在视觉上凸起处以及位于面部正中受光较多的部分会更亮，比如眉弓、鼻梁和面中，而相对凹陷及受光较少的部位会更暗，比如鼻背、脸部侧面和下颌。化妆中，高光起到膨胀作用，使此处看起来更高更饱满，而阴影则是收缩效果，打在面颊两侧及下颌会显瘦。高光和阴影的结合可以让五官高处更立体，面部更紧致，线条更清晰。

高光和阴影具体如何使用呢

首先，高光分为哑光高光和珠光高光，前者可以用刷子大面积打在需要提亮的部位，如眉尾下缘、眉头上缘以提亮眉弓，鼻背处提亮鼻梁，后者则是小面积点缀在颧骨、鼻头以模仿皮肤在阳光下泛出的自然光泽，起到美肤效果。阴影则分为灰棕色和黄棕色，可以根据肤色自行选择。少量多次将阴影粉刷在眼窝处、鼻翼处、面颊侧面颧骨及下颌线处，如果发际线过高也可以在发际线处带一点，然后用一把柔软的小刷子轻轻晕染开，模拟阳光下皮肤的自然阴影。高光和阴影的结合，可以使塌鼻梁更挺翘，宽颌面变窄。

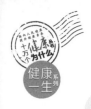
高光和阴影还可以改善颌面问题

除此之外，高光和阴影还可以改善一些颌面问题，比如凸嘴和鼻基底凹陷。这通常会表现为法令纹加深和下颌后缩，可以在鼻子两侧、法令纹及下颌处使用哑光高光，将后缩的部位"拉出来"，而人中处使用阴影从而从视觉上改善凸嘴。

同时，如果有泪沟及面中凹陷的问题，也可以在这些地方使用哑光高光。总之，将由于颌面问题导致凹陷的地方提亮，反之压暗就可以改善面部平整度。

（崔　勇）

30. **不同季节**如何 **搭配衣物**做到 既保暖又美观

一到冬天，为了保暖，怕冷的小美经常把自己裹成一个球，仿佛一只冬眠的熊，毫无形象可言。如何在保暖的同时做到时尚美观，想必这是很多人都关注的问题。

想要保暖又美观，首选大衣

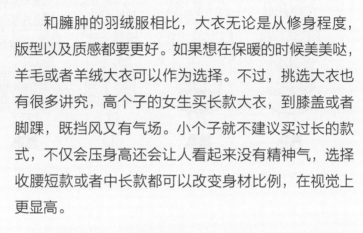

和臃肿的羽绒服相比，大衣无论是从修身程度，版型以及质感都要更好。如果想在保暖的时候美美哒，羊毛或者羊绒大衣可以作为选择。不过，挑选大衣也有很多讲究，高个子的女生买长款大衣，到膝盖或者脚踝，既挡风又有气场。小个子就不建议买过长的款式，不仅会压身高还会让人看起来没有精神气，选择收腰短款或者中长款都可以改变身材比例，在视觉上更显高。

除了长度，版型也要根据自己的身材条件去选择。H 型大衣较百搭，显瘦显高，只要控制好长度，大部分人都可以穿。O 型大衣也称茧型大衣，比较减龄可爱，适合身材纤细的人穿，微胖的人穿上后会显得横向发展。X 型大衣充分彰显女性特征，如果想追求浪漫及风情感，是不错的选择。A 型大衣上窄下宽，比较知性优雅，不过，溜肩以及窄肩不太适合。

巧用配饰，保暖又时尚

一件沉闷的衣服如果搭配上围巾和帽子，既可以作为点缀，又可以保暖。配饰是形成个人风格的重要元素，同时，秋冬衣服一般颜色较为沉闷，围巾和帽子选择浅色系可以让整个搭配有亮点。一般来说，全身的颜色最好不要超过三种，上装、下装、包包以及配饰可以在保持大体色调统一的前提下，选择 1~2 个撞色，提升时尚感。

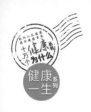

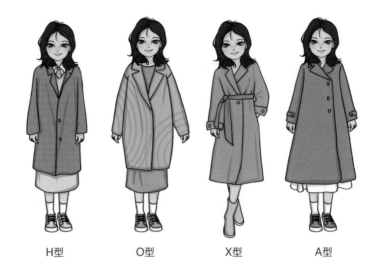

H型　　　　O型　　　　X型　　　　A型

（崔　勇）

31. **腰臀比**会影响身体健康吗？如何控制**内脏脂肪**

　　小美和小红身高体重接近，身材却差别很大，小美腰细腿粗，小红四肢纤细却有小肚子。那么，谁的身材更健康呢？答案是：小美。

　专家说　苹果形身材和梨形身材是什么

　　判断一个人胖不胖可以看体质量指数（BMI），也可以看体脂率，不过哪怕数值相同，每个人胖的部位却

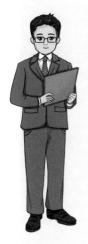

有所不同。有一类人，四肢纤细，却有着将军肚，一般男士较为多见，我们称为苹果形身材，医学上称为中心性肥胖。反之，很多女性上半身较匀称，脂肪都堆积在臀部和大腿，属于梨形身材，又叫周围性肥胖。

俗话说，"腰带长，寿命短"，从医学的角度上，苹果形身材更容易患糖尿病、高血压、冠心病、中风和高脂血症等疾病。同时研究发现，腰围每增加10厘米，全因死亡风险便会增加11%；而腰臀比（WHR）每增加0.1个单位，死亡风险会增加20%。而对于体重正常的人，大腿越粗，血压、空腹血糖、总胆固醇水平反而降低。所以，衡量一个人是否健康，不仅要看体重体脂，还要关注腰围以及腰臀比。

腰臀比是衡量中心性肥胖的重要指标

腰臀比（WHR），顾名思义是腰围与臀围的比值，当男性WHR大于0.9，女性WHR大于0.8，可诊断为中心性肥胖。但其分界值随年龄、性别、人种不同而异。腰臀比数值越小，相对越健康，反之比值越大，得各种心血管疾病的概率越高，而且大肚子人群的内脏脂肪通常都高。想要改善腰臀比，可以通过减脂来减少腰围及增肌增大臀围两个方向努力。

如何科学减脂及增肌

局部减脂并不科学，但是肌肉可以练哪长哪。有的人会有疑问，为什么每次减肥，有的人大腿的脂肪很顽固，但是有的人却很难减肚子呢？这和基因以及激素有关。雌激素较高的人通常脂肪多堆积在臀腿处，所以很多女性都是下半身脂肪较多。想要改

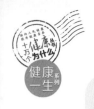

善腰围及内脏脂肪，推荐每周进行 3~5 次，30 分钟以上的有氧运动，同时少吃高碳水及精加工的食物。而臀围可以通过无氧训练增加：深蹲、硬拉、臀推都是练臀的好动作。只要科学、合理地减脂、增肌，相信大家都可以收获健康的腰臀比。

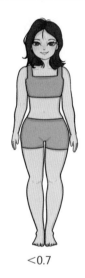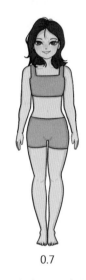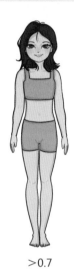

<0.7   0.7   >0.7

腰臀比（WHR）标准

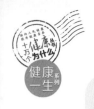健康加油站

腰臀比：亚洲男性平均为 0.81，亚洲女性平均为 0.73；欧美男性平均为 0.85，欧美女性平均为 0.75。

医学上通常用内脏脂肪面积（visceral fat area，VFA）或内脏脂肪指数（visceral fat index，VFI）来判定内脏脂肪的含量，两者是评价是否属于隐性肥胖的重要指标。

（崔　勇）

32. 如何改善**圆肩驼背**

办公室族小李长期伏案办公，业绩越来越好，体态却越来越差，脖子就算刻意挺直也很难和脊柱保持在同一直线，小小年纪，却有着"富贵包"，小李应该怎么办呢？

专家说　圆肩驼背不仅仅是体态问题

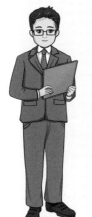

　　随着生活方式的改变，很多上班族在办公室长期伏案打电脑，通勤时低头刷手机，缺乏锻炼，导致头向前伸，双臂内旋，久而久之，颈、胸、肩、背部肌肉紧张疲劳。含胸驼背，圆肩，颈前伸找上门来。

　　医学上圆肩驼背又叫上交叉综合征，主要表现为背部肌肉（菱形肌、前锯肌、大圆肌、小圆肌）无力，胸部及颈部肌肉（胸大肌、胸小肌、上斜方肌、肩胛提肌、胸锁乳突肌）紧张。强弱肌肉形成交叉，所以称之为上交叉综合征。如果不加以矫正，不仅会影响体态，使人看起来气质欠佳，还会对身体产生一系列危害。轻则肌肉疼痛，重则颈椎生理曲度改变，压迫椎动脉，导致大脑供血不足。

哪些动作可以改善圆肩驼背

　　形成圆肩驼背的根本原因是肌肉群力量失调，纠正的思路是将过于紧张的颈部及胸部肌肉拉伸，锻炼缺乏力量的背部肌肉。

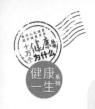

工作休息之余，可以做做扩胸运动，拉伸斜方肌。

同时，外旋夹背、曲肘划船、下拉夹背都可以很好地锻炼背部的肌肉。日常生活中，避免久坐，站立的时候想象头顶有一根绳子向上牵引，避免弯腰驼背及头前伸，玩手机时，减少低头角度，养成良好的生活习惯。

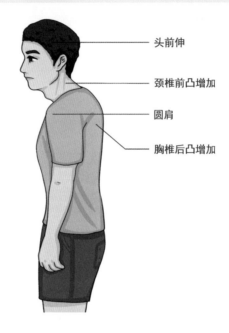

头前伸

颈椎前凸增加

圆肩

胸椎后凸增加

（崔　勇）

第六章

医学整形的美丽健康密码

一

关于医学整形的那些事儿你知道吗

1. 你了解**整容**吗

随着生活水平的日益提高，人们对自己的外形也有了更高的要求，不少人甚至开始出现了"容貌焦虑"。通过整容来改善容貌，成为越来越多的人的选择。整容，简单来说就是通过手术或者有创治疗来矫正缺陷，改善外貌和体型。整容有一定的创伤，必然伴有风险，必须经由专业医生评估和操作。

整容手术的分类

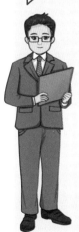

整容手术原则上应分为畸形修复手术和整形美容手术。畸形修复手术更多的是对先天或者后天的畸形和/或缺陷进行手术修复。例如某明星的女儿，出生就有先天性唇腭裂，需要后天整容改善。但现在更被大家关注的整容还是整形美容手术，利用医疗手段达到外貌和形体的改善。常见的整形美容手术包括重睑（双眼皮手术）、隆鼻、隆胸、抽脂、除皱等。当然微整形手术如脂肪填充、填充剂注射、肉毒毒素注射也属于整容哦。

整容手术是有风险的

整容手术虽然可以改善外貌，增强自信，但是它也存在一定的风险。整容手术可能会导致一些并发症、不良反应和后遗症。术后并发症包括感染、出血、血肿、神经损伤等，不良反应包括术后疼痛、肿胀、皮肤瘙痒等，后遗症包括瘢痕或变形等。

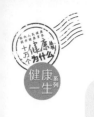

整容有哪些适应证呢

一般来说，整容手术适用于以下几种情况：①先天性畸形，有些人天生就存在某种先天性畸形，如唇裂、腭裂等；②外伤后留下的瘢痕和畸形，事故、暴力、疾病等因素均可能导致面部受损，留下瘢痕和畸形；③肿瘤切除后的修复，对于某些肿瘤，如皮肤癌、鼻咽癌等，手术切除肿瘤后，需要整容手术帮助恢复患者的面部外貌和功能；④人为的外观需求，某些人可能因为自身的外观需求而选择进行整容手术。

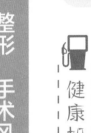

健康加油站

是不是所有人都能够做整容呢

整容手术并不适用于所有人。在一些情况下，患者可能会被医生拒绝进行整容手术，例如患有某些健康问题、心理问题或未达到法定年龄等。

（周建大 李 萍）

2. **整形**会有风险吗

"这是个很小的手术，术后恢复快，完全没有后遗症。"这是小美去某机构咨询双眼皮手术时咨询师给她的答复。但事实的确如此吗？其实整形是一种有创治疗，一定会存在出现并发症、不良反应和后遗症等情况的风险。而部分美容机构为了业务量的提升，会夸大治疗效果，弱化或完全不谈手术风险。

整形手术有哪些风险

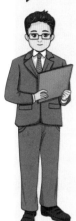

包括但不限于以下几种。

◆ 出血：手术过程中可能会出血，特别是一些创伤较大的手术，比如肋软骨隆鼻、乳房整形等，甚至可能需要输血。

◆ 感染：任何手术都有感染的风险，特别是在手术室、器械等消毒不规范的情况下，甚至可能出现特殊细菌感染，导致严重的后果。

◆ 瘢痕：手术切口必定导致瘢痕，很多美容手术都是将切口设计在隐蔽部位，或者尽量减少切口来减少瘢痕。

◆ 神经损伤：一些整形手术可能会涉及神经结构，这可能会导致神经损伤，包括麻木、感觉异常和肌肉无力等。例如除皱术可能导致面神经的损伤，术后出现短期或长期的面神经瘫痪。

◆ 手术失败：虽然整形手术通常可以改善外貌，但并不是每一个手术都能达到预期的效果，几乎每种整形手术都有一定的失败率和返修率。

如何预防或应对存在的风险

虽然整形手术存在一定的风险，但是可以预防或在出现问题时对应解决的。

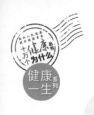

◆ 选择一位经验丰富的整形医生全面评估患者的健康状况。

◆ 医生会为患者提供手术前和手术后的指导和建议。患者需要遵守这些指导和建议，如在手术前停止吸烟和避免饮酒，在手术后保持休息、避免剧烈运动等。

◆ 预防术后感染，在手术后，需要注意伤口的清洁和护理，避免感染的发生。如果出现感染症状，如发热、红肿或脓液流出等，应立即通知医生。

◆ 局部药物治疗，如可以通过局部使用抗瘢痕药以抑制切口瘢痕增生。

◆ 手术修复，如面部神经损伤、组织坏死等，需要通过手术来进行修复。

◆ 物理治疗，如瘢痕增生、水肿等，可以通过物理治疗，如局部热敷、冷敷、按摩、理疗来缓解症状。

（周建大　童小斐）

3. 整形手术后应注意些什么

有的人做了整形手术后一段时间，可能会感到很不适，但又不知道该如何处理。对于这样的人来说，了解整形手术后需要注意哪些事项非常重要。

专家说

术后护理至关重要

在整形手术后，科学的护理是确保手术成功的重要保障。

◆ 术后饮食：建议多食用富含蛋白质、维生素、矿物质的食物，如鸡肉、鱼肉、豆腐、牛奶、蛋类、蔬菜、水果等。另外，应避免食用过于辛辣、油腻、刺激性食物，如辣椒、生姜、蒜等。同时，要控制饮食量，避免过量摄入热量，从而影响身体恢复和整形效果。

◆ 术后心理调整：整形手术后，需要适应自己的新形象和新身份。为了避免心理问题，患者需要接受一些心理辅导和支持。与家人和朋友的交流非常重要，以帮助患者适应新生活。

◆ 适度运动或限制运动：适当的运动可以促进恢复和塑形。但需要注意，运动要适量，不宜剧烈运动。术后恢复期内，应避免高强度运动和重体力活动，以免引起手术部位的创伤和疼痛。建议选择一些轻度有氧运动，如散步、慢跑、瑜伽等。

听从医嘱、预防感染

◆ 遵嘱用药：在整形手术后，某些药物可能会对身体造成不良影响。因此，术后应该遵循医生的建议，只使用医生推荐的药物，并按照医生的建议使用。

◆ 预防感染：术后感染是整形手术后最常见的并发症之一。因此，术后保持伤口干燥和清洁是非常重要的。定期更换敷料并遵循医生的建议使用药物也必不可少。

不可忽视复查、随访

　　术后应及时到医院进行复查，根据医生的建议进行适当的处理和调整，以及定期进行术后随访，这样才能及时发现并处理术后可能出现的问题，保障整形手术后的效果和健康。

（周建大　陈　佳）

4. **医疗美容**更适合
在什么**年龄**做

　　随着医疗美容越来越多地被人们所接受，面对种类繁多的医美项目，到底应该在什么年龄阶段选择什么样的项目呢？医美首先还是要以个人自身的需要为先，针对影响到自己日常生活的问题选择医美项目，并结合自己的身体状况，确定适宜的时间。

医美项目的"黄金年龄段"

　　做医美虽然没有严格的年龄限制，但基于不同医美项目的原理和人的身体在不同时期的特点，也有着不同的"黄金年龄段"。

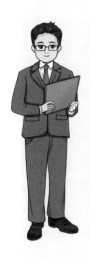

◆ 18~25 岁：适合祛痘、双眼皮手术、隆鼻术等。该年龄皮肤新生能力好，治疗效果好，不易留下明显的瘢痕。

◆ 25~35 岁：适合祛斑、热玛吉、水光针、瘦脸等。有雀斑可考虑用光子嫩肤、皮秒激光祛除，同时养成每日严格防晒的好习惯，保持皮肤匀净健康，预防光老化。

◆ 35~45 岁：适合抗衰老、面部填充、埋线提升等。有深层皱纹的可考虑注射填充，法令纹、苹果肌和泪沟的填充项目应及早考虑，一旦老化痕迹太深、皮肤变得过度松弛后，非手术类项目效果就不理想了。

◆ 45 岁以上：适合做综合面部年轻化项目。综合类面部年轻化调整则根据每个人老化情况不同，可结合多种医学美容项目，如激光、注射乃至手术（如全面部除皱、提眉术等），以达到更好的抗老化效果。

不建议青年人过早进行医美

青年人身体发育尚未成熟，各器官还在不断发育，如此时进行美容手术会给身体带来额外的负担，可能会影响身体的正常发育和健康。同时青年人的心理成熟度相对较低，可能会因为一时冲动而作出不理智的决定。美容手术是一项重要的决定，需要考虑到长远的影响和风险。

（周建大　刁武良）

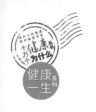

5. 美容外科手术前
应做好哪些准备

为了美丽的外貌，美容外科手术已经成为一种非常普遍的选择。然而，手术前的准备工作非常重要，可以帮助你在手术后更快地恢复并获得最佳的效果。

专家说 **做好心理准备是首要前提**

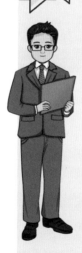

有一句话叫作"意识决定成败"。在整形这件事上，尤其如此。你的出发点决定了你的方向和结果。很多求美者整形就是为了拥有某个明星的同款鼻子，这种想法不可取。每个人的气质、肤色、身材、脸型都不尽相同，整形后的效果需要根据自身的条件来进行评价。每个求美者都应该对整形手术有一个比较清醒的认知，不要抱着完美主义的心态。

同时，要清醒地认识到，尽管目前被广泛使用的手术方法基本上是比较成熟的，手术风险较以前降低了，对不幸发生的意外情况也有相应的处理对策，但任何一项手术操作都是存在风险的。我们应该提前了解手术风险并且积极与医生沟通。

各项术前准备一个都不能少

◆ 手术前应该充分休息，保持良好睡眠，不要过于疲劳。如有感冒、发热、咳嗽、贫血、高血压、糖尿病、甲状腺功能亢进（简称"甲亢"）或其他疾病，要在治疗痊愈或医生允许后，才能接受手术。

◆ 女性求美者要避开月经期和妊娠期，吸烟的求美者要禁烟 1 周。术前 1~2 周应停用抗凝药物。

◆ 手术前应严格禁食禁水，防止因麻醉或术中的呕吐而引起窒息或者吸入性肺炎，具体禁食禁水时长根据麻醉方式不同。

◆ 手术当天，不要使用双眼皮贴，去掉假睫毛，不配戴美瞳，不化妆，着宽松衣服、平底鞋。

健康加油站

选择一位经验丰富、具备相关资质的美容外科医生是非常重要的。同时，需要与医生进行详细的沟通。医生可以根据患者的身体情况和需求，制订出最适合的手术方案，并解答患者所有的疑问和担忧。

（周建大　陈　璇）

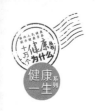

6. **脸型**可以改变吗

脸型 医美

俊俏的鹅蛋脸是中国传统审美中美女的完美脸型，但非常遗憾的是，拥有完美脸型的终究是极少数，对大部分人来说，脸型都或多或少存在一些缺憾。那脸型可以改变吗？想仅通过后天自身锻炼等自然方法改变脸型是难以实现的，但可以借助医学整形的手段有效地改变脸型。

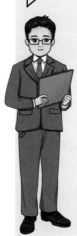

什么是脸型

人的脸型是指面部的轮廓，由肌肉、骨骼和脂肪等因素共同决定的。一般而言，脸型可以分为圆形、长形、方形、瓜子形等几种类型。颜面部骨骼形态决定脸部主要形态，遗传因素是决定骨骼形态的主要因素，而颜面部骨质从生长发育周期结束后已经固定成型。通过锻炼脸部肌肉，有可能使脸型发生细微改变，但这种改变是比较微小的。

哪些方法能有效改变脸型呢

如果想有效地改变脸型，最好通过医美的方法，常见的方法包括注射整形、自体脂肪移植和骨骼整形手术。每种方法都有其适用范围和风险。建议患者去正规医院，找经验丰富的医生进行治疗，才能获得更好疗效，也可以减少并发症的发生。

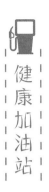

最常见改变脸型的手术：颧骨整形、下颌角整形、下颌整形、咬肌肥大变薄、丰太阳穴手术等。

（周建大　莫倩文）

关键词

法令纹　抗衰老

7. **法令纹**有办法消除吗

你是否也曾看着镜子中自己脸上那道明显的法令纹而感到苦恼呢？它出现和加深给人一种衰老、憔悴的印象，是面部老化的标志之一。那么，法令纹有办法消除吗？答案是：不能消除，可以改善。

专家说

什么是法令纹

法令纹是位于鼻翼两侧延伸而下的两条纹路，位于面颊部皮下多脂肪区和唇部皮下无脂肪区的分界线上，是面部正常的一个结构分界线。达到一定年龄后，出现法令纹是一种正常生理现象。其形成机制与面部组织老化松弛、面部表情丰富等有关。但部分年轻人的法令纹也可能与骨骼结构缺陷有关。

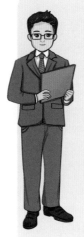

可以采取哪些方法减轻法令纹

对于已经出现的法令纹，可以采取以下方法进行干预。

◆ 光电治疗：主要是利用高频电场的热能传导作用，使真皮层及浅表肌腱膜系统（SMAS）受热，促进皮肤胶原纤维和弹力纤维及筋膜组织收缩，从而紧致皮肤、提升松弛面部组织，达到改善法令纹的目的。

◆ 注射填充治疗：是目前临床上较为推崇的方式，使用玻尿酸、自体脂肪等填充剂直接改善凹陷。该方法创伤小，恢复快、效果直观，但受材料降解、脂肪成活率低等因素影响，维持时间短，且填充治疗并不能恢复下垂和老化的软组织，对法令纹的改善效果有限。

◆ 手术治疗：通过外科手术，改变、恢复和重建面部某些老化的解剖结构，来实现减轻法令纹的效果。例如将下移的面部组织提升复位，将松弛的韧带等支撑结构拉紧固定等。该方法操作较复杂、损伤较大，恢复时间较长，但持续时间相对较长。

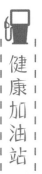

健康加油站

浅表肌腱膜系统（SMAS）存在于面部皮下脂肪层的深面，它主要是由肌肉、腱膜组织构成的解剖结构。支配面部肌肉运动的面神经行走在 SMAS。临床上通过有创的方式对 SMAS 进行调整，可使面颈部紧致，改善法令纹。

（周建大　李　萍）

8. 如何**远离皱纹**

面对镜子，发现自己脸上的皱纹越来越多，尤其是随着年龄的增长，皱纹越来越难以避免。我们可以采取一些措施来延缓皮肤的老化，减少皱纹的产生。

皱纹是如何产生的呢

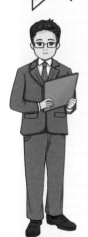

皱纹的产生是一个动态的过程。随着年龄增长，皮肤中的胶原蛋白逐渐流失，真皮层纤维组织变性、断裂，皮肤弹性降低，从开始的干燥粗糙到出现暗沉、色斑，进而产生皱纹和凹陷。

治疗皱纹的方法有哪些

◆ 注射肉毒毒素：肉毒毒素目前被认为是改善动力性皱纹最好的方式。一次注射可维持 4~6 月的效果。

◆ 光电治疗：如 Fotona、热玛吉等光电治疗可以刺激皮肤胶原蛋白的增生，使皮肤变厚，从而使皮肤更加紧致、光滑。

◆ 玻尿酸、胶原蛋白等填充物的注射：增加皮肤的支撑力，抹平或减轻皱纹。持续时间因产品的不同可维持几个月到十几个月。

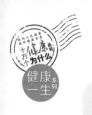

◆ 水光注射：对于干纹细纹，是个不错的选择。通过给皮肤补充水分，改善干纹细纹。

◆ 面部线雕：就是将高分子化学合成材料导入体表各层软组织内，将松弛的面部组织提紧，对抗、矫正松弛下垂的软组织，并促进胶原形成，达到预防衰老、矫正松弛、抚平皱纹凹陷等多重作用。

如何预防和延缓皱纹的出现

◆ 定期使用护肤品：定期去角质、补水、抗氧化等措施可以帮助皮肤保持健康状态，从而减缓皱纹的产生。

◆ 合理饮食，戒烟限酒：多摄入富含抗氧化剂，维生素C、维生素E等成分的食物，同时减少摄入高糖和高脂肪食物，可以降低皮肤老化的风险。

◆ 规律作息：规律的生活习惯对皮肤健康至关重要，不足的睡眠和熬夜会导致身体分泌压力激素，从而导致皮肤老化。

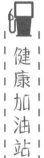

根据皱纹的主要成因，可分为：体位性皱纹，主要出现在颈部；动力性皱纹，主要表现在额肌的抬眉纹、皱眉肌的眉间纹、眼轮匝肌的鱼尾纹、口轮匝肌的口角纹和唇部竖纹、颧大肌和上唇方肌的颊部斜纹等；重力性皱纹，常见的如眼袋、老年性上睑皮肤松垂、双下巴等。

健康
云课堂

肉毒毒素除皱管用吗

（周建大　李　萍）

9. **妊娠纹**可以预防吗

小美今年怀孕了，所谓十月怀胎，一朝分娩，怀孕的妈妈是最辛苦的。因为不管是怀孕过程中还是分娩后，都会带来许多问题。比如小美十分担心自己会不会长妊娠纹影响美观，有没有方法可以预防妊娠纹呢？妊娠纹主要靠预防，科学预防是有一定作用的。

 专家说

为什么会出现妊娠纹

在孕期，当我们身体的局部部位膨隆，皮肤被撑得又薄又细，实在支撑不住拉力时，皮肤的弹性纤维与胶原纤维就会发生损伤或断裂，在皮肤上就会出现粉红色、红色或紫色的锯齿状细纹，这就是妊娠纹了。产生的原因主要与皮肤过度牵拉，内分泌水平和遗传因素有关。

妊娠纹如何预防呢

◆ **适当控制体重**：怀孕期间一定要控制饮食，防止体重过度增长。同时也要注意饮食中含有足量的维生素和微量元素等营养素的摄入，可以增加皮肤的弹性。

◆ **适当运动**：坚持适当的温和的体育运动，如散步，孕期瑜伽，可以增加皮肤和肌肉的弹性。

◆ **托腹带的使用**：托腹带可以帮助孕妈妈将腹部托住，减少对皮肤的拉扯，防止皮肤过度松弛。

◆ **补充胶原蛋白**：孕期肾上腺分泌大量糖皮质激素，增加皮肤弹力纤维和胶原纤维的脆性，更容易出现纤维的断裂，形成妊娠纹。因此在孕期，补充胶原蛋白至关重要。

◆ **其他**：可以适当涂抹一些对胎儿无害的预防妊娠纹的乳剂、霜剂等产品。

妊娠纹产生之后怎么办呢

妊娠纹对健康没有任何危害，不需要治疗。但严重影响孕妈妈们的美观，且一旦产生，很难自行消退。如果产生了妊娠纹我们可以采取以下方法补救，但是也很难达到完全祛除。

◆ **激光治疗**：CO_2 点阵激光可以刺激皮肤弹性纤维重排，多次规律治疗可达到部分消除和减轻妊娠纹的效果。

◆ **手术治疗**：妊娠纹合并有腹壁松垂皱褶者，可考虑腹壁整形手术，通过切除部分腹部皮肤和脂肪，收紧腹部的同时祛除部分妊娠纹，但往往遗留瘢痕。

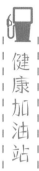

妊娠纹的形成一般分为三个阶段。第一阶段：早期会出现粉红色的妊娠纹，可有皮肤发痒。第二阶段：妊娠纹将逐渐扩大长度和宽度，颜色变为红色或紫色。第三阶段：一旦妊娠纹已经成熟，会失去原先的红／粉色调，怀孕后的几个月里，将开始褪色，变成淡白色或银色，也可能出现不规则形状。

（周建大　李　萍）

10. **穿耳洞**有风险吗

穿耳洞是一种常见的身体装饰方式，特别在年轻人中较为流行。然而，穿耳洞是否存在风险，一直是备受关注的话题。那么，穿耳洞是否有风险呢？答案是：存在风险。

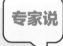

穿耳洞的风险有哪些

◆ 感染：穿耳洞的过程可以引起细菌感染。特别是一些打在耳廓部位的耳洞，一旦感染将可能出现耳软骨炎，最终出现耳廓变形。

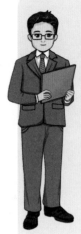

◆ 过敏：有些人可能对金属过敏，出现瘙痒、发红、肿胀等过敏反应。

◆ 瘢痕形成：部分人群本身是瘢痕体质，而耳部是瘢痕疙瘩高发部位，可能形成像良性肿瘤一样逐渐生长的肿物，最终需要手术及其他综合治疗来干预。

如何预防穿耳洞的风险呢

◆ 要了解自己的身体情况，如果您是瘢痕体质，最好放弃打耳洞的想法。

◆ 如果患有影响伤口愈合或者容易感染的疾病，也要慎重打耳洞，比如糖尿病、免疫缺陷性疾病等。

◆ 选择专业的穿孔医生进行操作，在操作中符合无菌原则。

◆ 穿耳洞后应该保持耳部周围的干燥和清洁，在穿孔后避免接触水、化妆品等，以避免细菌感染。

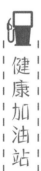

健康加油站

耳饰的选择主要遵循以下几个原则：①耳饰的量感，要与脸部量感相符；②耳饰的长短，要和脸的长短成反比；③耳饰的形状设计，要和面部特征互补。

健康
云课堂

文身可以祛除吗

（周建大　陈　佳）

关键词

脱毛　激光脱毛

11. 脱毛可以维持多久

　　夏天是穿短裙的季节，但浓密的腿毛出现在公共场合，还是会吸引很多人的注意力，让人心理压力倍增。为了夏天能够穿上美美的短裙，那就脱毛吧！可是，脱毛可以维持多久呢？根据脱毛的方式不同，维持的时间也不同，而激光脱毛可实现永久性脱毛！

专家说 脱毛的常用方法有哪些呢

　　◆ 传统的脱毛方法：①剃须刀脱毛，属于物理脱毛。但是毛发很快会再长出来，所以需要频繁剃毛。如果操作不慎还能导致毛囊炎的发生。②蜡脱毛，用热蜡将多余毛发脱落，但是不能去除比较深

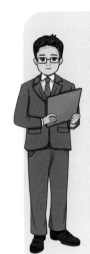

的毛发，而且蜡脱毛会产生一定的刺激感。③脱毛膏脱毛，能从根部带走毛发，比较干净。但由于化学成分较多，对皮肤有一定的刺激性。④脱毛仪脱毛，周期治疗后可达到永久／半永久脱毛，但会有痛感。

◆ 医学上专业的脱毛方法：①激光脱毛，用特定波长的激光穿过表皮，直接照射毛囊。毛囊、毛干的黑素细胞选择性地吸收光能，由此产生的热效应使毛囊坏死，毛发便不再生长。同时又不损伤周边组织，痛感轻微。由于毛囊吸热坏死的过程不可逆，因此，激光脱毛能够达到永久脱毛的效果。②冰点脱毛，通常指冰点激光脱毛，可以在相对较低的温度下使毛囊失去生长活性，达到脱毛效果，同时保护皮肤减少副损伤。

脱毛的注意事项

◆ 在选择脱毛方式时，应该根据自己的实际情况和预算，选择最合适的脱毛方式，并选择正规的机构保证脱毛的安全。

◆ 在脱毛前应该做好必要的检查，以确保自己的健康状况。

◆ 脱毛过程中要保持良好的个人卫生。

◆ 在脱毛后要注意保护皮肤，避免受到感染。

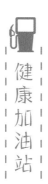

生长期毛囊有黑色素存在，故激光主要对生长期毛囊起破坏作用。而退行期毛囊中黑色素少，休止期毛囊无黑色素，激光对它们无明显效果。只有当退行期和休止期毛囊转变成生长期毛囊时激光对它才有效，故激光脱毛术需要治疗 3~5 次才能完成其疗程，治疗之间的时间间隔为 3~4 周。同时体表汗液是产生于汗腺，与毛囊没有关系，所以激光脱毛不会影响排汗。

（王晓军　丁文蕴）

12. 什么部位容易长瘢痕

如果你曾经进行过手术或意外受伤，你会发现在受伤部位留下了瘢痕。也就是说只要有伤口就会有瘢痕。细心的小伙伴会发现，有些部位的瘢痕非常明显，而有些部位的瘢痕非常淡，后期甚至很不明显，那么哪些部位比较容易留下瘢痕呢？

什么是瘢痕

瘢痕是皮肤在外伤或者感染后，真皮乳头层受累，所出现的与正常皮肤不同的组织，属于人体自身防御机制的产物。

什么部位容易长瘢痕

◆ 前胸部、肩胛、上背部、下腹部等皮肤张力较大的区域易形成增生性瘢痕甚至瘢痕疙瘩。

◆ 耳垂穿耳洞后可见增生性瘢痕或瘢痕疙瘩。

◆ 下颌部及双颊，因痤疮可引起明显聚合成大块的增生性瘢痕。

◆ 关节部位以及其周围局部皮肤，因为瘢痕的形成与皮肤的张力密切相关，而关节的活动拉扯皮肤直接增强皮肤的张力，导致瘢痕稳定时间延长，故增生性瘢痕常见。

如何减少瘢痕

◆ 尽量不要让容易形成瘢痕位置的皮肤受创，减少创伤是预防瘢痕的最好办法。

◆ 避免感染，伤口感染是导致瘢痕的重要原因之一，因此在手术后，要保持伤口干燥清洁，避免感染。

◆ 减少皮肤张力，手术中尽量做到皮肤无张力缝合，术后可使用减张贴等减少伤口张力，关节部位应适当减少关节活动。

◆ 规范使用抗瘢痕药物及激光治疗。

（王晓军　张明子）

13. **瘢痕体质**的人能做
整形美容手术吗

随着整形美容手术的发展，越来越多的人开始考虑通过手术改善外貌。然而，一部分人可能担心手术后会出现瘢痕增生，因为他们有瘢痕体质。那么，瘢痕体质的人能否做手术呢？答案是：视情况而定，对于一些瘢痕体质的人来说，手术仍然是改善外貌、恢复功能和提高生活质量的最佳选择。

瘢痕体质是什么

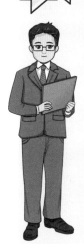

瘢痕体质是指个体具有过度瘢痕反应的体质。在正常情况下，皮肤创伤后会出现一定程度的瘢痕，但通常不会影响功能和外观。但是，瘢痕体质的人可能会出现过度的瘢痕增生，形成异常瘢痕，如严重的增生性瘢痕和瘢痕疙瘩。这些瘢痕可能会影响美观、活动和功能。

瘢痕体质的人能否做整形美容手术

对于瘢痕体质的人来说，手术可能会引起过度的瘢痕反应，导致异常瘢痕的形成。因此，在进行整形美容手术前，医生必须评估患者的瘢痕体质，并谨慎地考虑手术的风险和获益。若确定手术后，医生会采

<!-- right margin vertical text -->
关键词

瘢痕体质 伤口愈合

取适当的手术方法和措施，以最大程度地降低手术创伤和瘢痕形成的风险。

如何降低瘢痕形成的风险

◆ 选择经验丰富的医生和正规医院进行手术，医生会对瘢痕体质患者进行全面评估。

◆ 如果患者有瘢痕体质的情况，医生可能会建议进行一些特殊处理，如采用特殊的手术技术、术后加强相应护理等。

◆ 手术后，医生会给出详细的综合抗瘢痕治疗方案。患者需要做好护理工作，避免创面受到外力的摩擦、拉扯等刺激，保证伤口的顺利愈合。伤口愈合后按照医生的要求坚持做好抗瘢痕治疗，例如持续的压力疗法、药物疗法、减张疗法、激光治疗等。并进行定期复诊和检查，及时处理发现的问题并调整治疗方案。

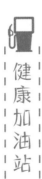

健康加油站

伤口愈合的过程分为 4 个阶段，分别是：凝血期、炎症期、修复期及成熟期。形成瘢痕的关键时期就是修复期，此期的时间比较长，在 2~24 天，这个时期可以分为上皮再生和肉芽形成。

（王晓军　张明子）

14. **注射美容**有风险吗

关键词

小美因经常熬夜加班，精神状态差，脸上长出了许多的皱纹，因而感到容貌焦虑，通过上网搜索发现注射肉毒毒素针可以除皱，想去但又担心会不会有风险？答案是：有风险的。选择专业的医生、使用正规合格的产品，以及制订科学的治疗方案是减少风险的关键。

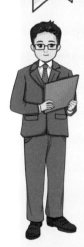

什么是注射美容

注射美容是微创整形美容的一种，主要包括注射除皱和注射填充两大类。主要应用有：改善皱纹、唇型、脸型、肌肉运动的刻痕、体积的修饰以及缺损的填补等。

注射美容有哪些风险

◆ 感染：有创操作均有感染风险，特别是一些特殊微生物的感染，可能经久不愈，最终形成瘢痕。

◆ 瘀青、肿胀：大部分会在短期内逐渐恢复。

◆ 药物作用于不合适的部位：在注射肉毒毒素的时候，引起不需要麻痹的邻近肌肉麻痹。甚至因操作不当，误将肉毒毒素注射入血管，导致全身肌无力，甚至呼吸肌麻痹，严重时危及生命。

注射美容 肉毒毒素

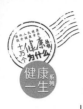

注射肉毒毒素常见的不良反应有：在注射眉间纹的时候，可能会引起上睑下垂；注射额纹的时候，可能出现压眉、眉尾上挑；注射咬肌的时候，可能会引起面中部凹陷。

◆ 结节、凹凸不平、过敏、排异等：这些均是注射玻尿酸等填充剂时常见的不良反应，一般对症处理。

◆ 血管栓塞、软组织坏死：是目前注射整形中较为严重的不良反应。往往是将注射物误注入血管，导致血管栓塞，该血管供血范围即出现相应组织坏死。如注射物进入视网膜中央动脉将直接导致失明。

（王晓军　俞楠泽）

15. **光电美容**真的
百利而无害吗

随着生活压力的增大，很多人早早便出现了一系列的皮肤问题，因而人们迫切渴望拥有一种既能改善皮肤健康状态和维持年轻容颜，又安全且没有风险的方法。光电美容作为一种微创的治疗措施和美容方法，受到了美容行业的极力推行。但光电美容真的百利而无害吗？

答案：不是。光电美容对改善皮肤健康状态确实有显著的好处，但同样存在不良反应。所有的光电治疗都要到有资质的医疗机构，找专业的医生，治疗后遵医嘱。

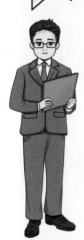

常见的光电美容有哪些

◆ "光"：适应证为斑点、痘印、细纹、体毛等。代表项目：光子嫩肤（强脉冲光）、红蓝光、激光（CO_2点阵、调Q激光、染料激光等）、皮秒激光等。

◆ "电"：适应证为痘坑、细纹、松弛等。代表项目：热玛吉、热拉提、深蓝射频、黄金微针等。

◆ "声波"：适应证为松弛下垂等；代表项目：超声炮、超声刀。

光电美容的常见风险

无创或非剥脱性微创的光电美容，如光子嫩肤、射频等，最常见的是红斑、灼热、疼痛等不适，治疗后经过冷敷可在数小时内消失。

剥脱性微创的光电美容，如剥脱性点阵激光、微等离子体射频等，治疗后可出现水肿、渗出、结痂、短时间色沉等情况。遵医嘱治疗7~10天后大部分可恢复。

如果激光是在没资质的机构由非专业医疗人员或非医疗人员操作，就比较容易会出现一些较严重的医疗问题，如灼伤、红斑期延长、水泡、色沉或者色素脱失、瘢痕形成或增生、角质层变薄变成敏感肌等不良反应。

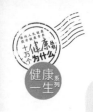

光电美容后有哪些注意事项呢

◆ 光电美容后的一段时间内皮肤处于较敏感的修复状态，部分治疗可能会导致皮肤破损，此时要额外注意皮肤的护理。要注意破皮治疗后局部皮肤应避免着水，避免用手去触碰，以免细菌污染局部造成感染。

◆ 光电治疗后要多喝水，多吃新鲜的蔬菜水果，少吃辛辣、寒凉、腥发、刺激的食物，避免影响创面的愈合，同时也要防止紫外线暴晒。

◆ 避免剧烈的体育运动，提倡适当运动，增强体质，保持充足的睡眠，这样才有利于皮肤的恢复以减少不良反应。

（王晓军 李 萍）

二

做整形手术前
你得先知道

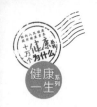

16. 隆胸手术能解决哪些问题

在当今社会，随着整形美容的普及，隆胸手术成为一种常见的美容手术。隆胸手术是通过植入乳房植入物（如硅胶植入物）来改善乳房大小、位置和形态的美容手术。但是，隆胸手术并不是所有人都适合进行的。

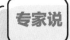

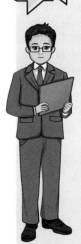

隆胸手术并不适合所有人

在了解隆胸手术能解决哪些问题前，我们首先要知道女性有哪些情况不建议进行隆胸手术。主要包括：①怀孕或哺乳期间；②患有严重的心脏病、肝病、肾病等慢性疾病；③免疫系统功能低下；④有精神疾病。

隆胸手术能解决哪些问题呢

◆ 改善乳房大小：主要适用于乳房发育不良、怀孕、减肥等因素导致乳房变小的女性。另外，隆胸手术也可以在对称性不良的情况下增加乳房的大小，使得乳房更加协调美观。

◆ 改善乳房位置：主要适用于年龄较大、乳房下垂、乳房外扩等情况下乳房位置下垂的女性。隆胸手术可以使得乳房更加挺拔。

◆ 改善乳房形态：例如，可以根据患者的需求和身体条件来选择合适的植入物形状、大小和质地，使得乳房形态更加自然、匀称、美观。

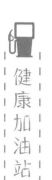

健康加油站

正常乳房是什么样的呢

乳房的大小、位置和形态因人而异，没有一个统一标准。但是，有一些一般性的指标可以作为参考。①关于乳房的大小，成年女性的乳房大小在 A 到 D 罩杯，其中 B、C 罩杯是比较常见的。②对于乳房的位置，正常的乳房应该位于胸廓的上方，乳头也应该处于乳房的中心位置。③关于乳房的形态，正常的乳房应该是自然的、匀称的，并且乳头和乳晕的大小和颜色应该一致。乳房的形态可能因为年龄、体重、生育、哺乳等因素而发生改变，但是这些变化不一定意味着乳房异常。

（王晓军　夏泽楠）

关键词

隆胸　隆胸假体

17. **隆胸**有哪些方法，如何选择

隆胸有哪些手术方式，该如何进行选择呢？这是每一位有隆胸想法的人都会有的疑问。实际上，常见的手术方式有两种：人工假体隆胸和自体组织移植隆胸。患者需要到有资质的医院就诊，根据自身条件及需求综合评估决定手术方式。

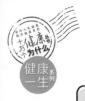

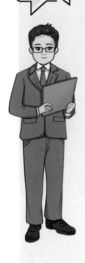

关于人工假体隆胸

人工假体隆胸开展至今，技术已经较为成熟，能够达到理想的手术效果。

◆ 优点：对乳腺本身不造成伤害，不影响今后的生育哺乳，不会引起人体的内环境紊乱。同时，适应面广，选择余地大，假体有更好的支撑作用。

◆ 风险：主要包括假体位置不佳、纤维包膜挛缩、感染、血肿、假体破裂等情况。

常用的隆胸假体

隆胸假体按照材料可以分为三种类型：盐水假体、硅胶假体和液体聚氨酯假体。

◆ 盐水假体适用于不需要太多的隆胸效果的患者。这种隆胸假体的缺点是它们的质地相对较硬，容易被触摸到，不太适合自然外观的需求。

◆ 硅胶假体可以适应不同的形状和大小，可以模拟自然的胸部形状和质地。不易破裂，同时也不会影响胸部 X 线检查。但是，如果破裂可能会导致健康问题。

◆ 液体聚氨酯假体可以根据患者的要求调整胸部的形状和大小，同时具有出色的自然感和质地。与硅胶隆胸假体相比，破裂风险更低，但它们可能会引起免疫反应和疾病。

关于自体脂肪隆胸

如果患者自身的脂肪比较多，脂肪条件相对比较好，可以采取自体脂肪隆胸手术。自体脂肪隆胸主要是提取其他部位多余的脂肪，通过净化后注射到乳房内，以此达到丰胸目的。手感相对较好、损伤小、恢复也较快，术后不容易出现排异反应。但自体脂肪注射后脂肪常有部分吸收，可能需进行 2~3 次手术。

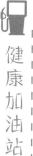

健康加油站

假体植入位置与效果

置于乳房腺体组织下：能较适度地保持乳房植入物的原来形状。虽然在新型的植入物中较少产生，但仍有可能在植入物周围出现明显、紧绷的瘢痕组织（称为包膜挛缩）。如果自身的乳房组织较薄，表面有可能会触及假体。

置于胸大肌下方：产生包膜挛缩的危险较少。但需要一个较长的恢复期，未完全愈合前，患者将感到举手困难，建议在早期尽可能限制手臂运动，否则会造成植入物的移位或更快地出现畸形。

（王晓军　夏泽楠）

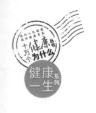

18. 乳腺癌手术后是否可以

再造乳房

乳腺癌

乳房再造

乳腺癌术后，失去了正常的乳房外形，往往会给患者造成心理上的巨大负担。特别是随着医疗水平不断提高，大部分肿瘤患者生存期得到延长，对生活质量有了更高要求。那么，乳腺癌手术后是否可以再造乳房呢？答案是肯定的。

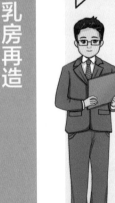

专家说 **如何进行乳房再造**

目前，乳房再造的方式主要有两种，一种是自体组织再造，另一种是非自体组织再造。

◆ 自体组织再造：即使用患者自身的皮肤、肌肉等组织进行再造。

优点是材料来源可靠，再造的乳房质感和自然度较高，术后也不会存在异物反应等问题。但是，需要进行较为复杂的手术，同时也需要有较高的技术要求。术后还需要较长的时间恢复，同时也存在术后切口愈合不良、皮肤松弛等问题。

◆ 非自体组织再造：即使用假体等人工材料进行再造。

常用的假体有盐水假体、硅胶假体等。优点是手术简单、恢复时间较短，术后还可以根据需要进行调整。但是，使用假体进行再造可能存在异物反应、假体破裂、移位等问题。同时，术后的乳房质感和自然度也不如自体组织再造的乳房。

健康加油站

乳房的自检是一种简单易行、无创无痛的方法，能够帮助早期发现乳腺异常。

◆ 观察：每天在洗澡或换衣服时观察乳房的形态、轮廓、大小、乳房和乳头是否对称、是否有变化，注意是否有皮肤增厚、皮肤色素沉着、皮肤凹陷或凸起等异常情况。

◆ 触摸：站立时和躺下时检查两侧的乳房，尽可能检查所有乳房区域，包括腋窝和锁骨下。用手指轻轻触摸乳房，手法为食指、中指、无名指三指并拢，只有掌指关节可弯曲，手指接触乳房的面积是手指的前三分之一，不能过大，也不能过小。从乳房外周开始，顺时针或逆时针方向逐层检查。检查是否有结块、肿块、硬块等异常。注意检查乳头和乳晕部位。

◆ 挤压：挤压乳头，看是否有溢液。

如果自检中发现任何异常，应及时就医，进行乳腺检查和诊断。

（王晓军　杜奉舟）

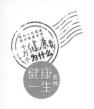

19. 隆胸手术
影响哺乳吗

隆胸手术已经成为当下女性美容常见的选择之一。但是，很多女性在考虑进行隆胸手术的时候，会担心手术对以后哺乳产生影响。那么，隆胸术后是否会影响哺乳呢？其实女性隆胸手术之后可以做到不影响哺乳。

专家说

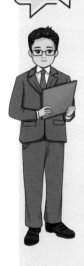

乳汁是如何产生的

乳腺的基本结构包括腺泡和导管。分泌的乳汁先储存在腺泡腔内，后经导管流出。乳汁的生成主要是催乳素分泌增加的结果，孕激素也是乳汁形成所必需的。这些激素在妊娠晚期血中的浓度都很高。但大量乳汁生成是在分娩之后。

在哺乳过程中，婴儿吸吮乳头也会刺激促进催乳素的分泌，从而增加乳汁的产生和分泌。同时，婴儿吸吮乳头还可以促进乳汁在乳腺导管中的流动，使乳汁能够顺畅地排出体外。

隆胸手术通常是不会影响哺乳的

◆ 对于假体隆胸的女性而言，假体无论是放入胸大肌后，或是放入乳腺组织后间隙，都不会影响乳腺的正常功能。影响乳汁生成的催乳素的分泌是受中枢神经系统和内分泌系统控制的，与假体无关，同时乳汁排出也不通过假体。

现在临床上隆胸使用的假体一般都是生物级别的硅胶，安全性比较高，比宝宝奶瓶上的奶嘴用的硅胶品质更高，而且假体隆胸不会破坏乳腺腺体及乳腺导管，不影响母乳质量和正常排出，也不会对宝宝产生任何影响，女性完全可以正常哺乳。

◆ 对于行自体脂肪注射隆胸的女性而言，这种注射方式也不影响乳腺功能。自体脂肪在体内可能分解为甘油三酯，这是一种正常的营养素，对人体健康没有影响。有些自体脂肪注射到胸部后可能形成脂肪囊肿或钙化，但是对哺乳都没有影响，不会威胁婴儿的健康。

隆胸手术对哺乳完全没影响吗

在一些罕见的情况下，隆胸手术可能会对哺乳产生影响。例如，如果手术中乳房组织受到重度损伤，可能会影响乳汁的产生。另外，如果隆胸手术中使用了不适当的手术技术，可能会影响乳汁的产生。这种情况比较少见，但是如果您正在考虑进行隆胸手术并打算在不久的将来哺乳，请务必与您的医生详细讨论这个问题。

（王晓军　杜奉舟）

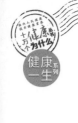

20. 隆胸手术后**预防乳房****手感变硬**有什么方法

　　许多人隆胸以后，抱怨乳房手感变硬，与正常乳房差距较大。那么，有什么方法能够预防乳房手感变硬吗？我们建议针对不同的隆胸手术后乳房手感变硬的原因，针对性地进行预防。

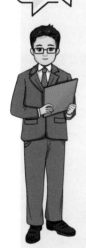

专家说　隆胸手术后为什么乳房会变硬

　　通常隆胸手术之后的一段时间之内，假体都是比较硬的，这很正常，毕竟人的身体组织需要一段时间来适应。而且放置的假体如果比较大，那可能绷得会更紧，更会硬一些。不过，经历过一段适应期之后，情况就会慢慢好转了。如果出现像石头那么硬，而且又伴有疼痛等不良症状的话，有可能是出现了假体隆胸手术的并发症，医学上叫作包膜挛缩。

　　事实上，包膜的形成是人体的一种自我保护机制，乳房假体作为一种异物，植入人体后会形成一层纤维组织包膜裹于假体周围，包膜有可能会发生挛缩，挛缩使包膜变小，如果变小很严重，也就是说它的包膜挛缩的程度较高，就会出现形状的变化以及疼痛，摸起来像是硬邦邦的石头一样。

　　隆胸后乳房变硬的原因主要有 4 点：①手术医生的经验不够、操作不当等；②腔隙内有积血，血肿机化为坚硬的结缔组织；③细菌的感染或隆胸手术后没有充分的按摩；④手术剥离的腔隙不够大，假体没有足够的空间，就会出现乳房变硬的现象。

如何预防乳房手感变硬呢

◆ 选择正规医院，经验丰富、技术熟练的医生进行手术。

◆ 术后严格按医嘱用药，预防性使用抗生素，防止感染。

◆ 术后护理：①术后注意休息，避免过度活动和负重，减轻乳房的压力和刺激。可采取半卧的方式，尽量避免上举、提重物等。②在术后的 1 周左右才可以进行乳房的按摩，术后定期进行乳房按摩和淋巴引流，促进淤积物的排出，避免乳腺导管堵塞，减轻乳房肿胀和硬块的形成。可以随着伤口的愈合逐渐加大力度，很大程度上能避免乳房出现变硬的情况。

如果出现异常情况，需要及时就医，以免耽误病情。如果出现严重包膜挛缩可以考虑二期手术去修复。

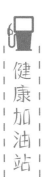
健康加油站

包膜挛缩，即出现乳房硬化，通常分为 4 级： I 级，隆乳术后的乳房柔软度与未手术的乳房相同； II 级，轻度挛缩，乳房欠柔软，能触及乳房假体，但尚不能看出； III 级，中度挛缩，乳房较硬，很容易触及乳房假体，可看出假体的外形或由于挛缩导致的乳房形态改变； IV 级，重度挛缩，乳房较硬，敏感拒触，疼痛发凉，出现明显的外形改变。

（王晓军　杜奉舟）

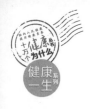
21. 隆胸者**年龄大了**乳房会有什么变化吗

随着年龄的增长，人体的许多机能都会发生变化。隆胸者的乳房也会受到年龄的影响，但无须焦虑，科学采取相应措施就能妥善应对年龄增长所带来的影响。

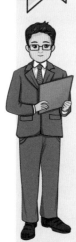

专家说

年龄大了隆胸者的乳房会有什么变化

◆乳房会发生萎缩：乳房的萎缩是随着年龄增长不可避免的，这与隆胸手术无关。因为随着年龄的增长，乳房的皮肤逐渐变得松弛，脂肪组织也逐渐流失，乳房自然而然地会发生萎缩，导致乳房变得松弛、下垂，形态不再美观。

◆乳房假体会发生老化：隆胸手术中使用的假体也会随着时间增长发生老化。在假体老化的过程中，假体的壁厚度逐渐变薄，甚至出现漏胶等情况，从而影响到乳房的形态和美观度。

隆胸术后采取哪些措施应对可能出现的问题

◆ 定期检查：隆胸者需要定期检查假体的状态，建议至少每两年进行一次乳腺超声检查或磁共振成像（MRI）检查。

◆ 替换假体：如果乳房假体老化或出现问题，可能需要进行更换手术。

◆ 保持健康的生活方式：如饮食均衡、不吸烟、适量运动等，这样可以减少假体老化的风险。

◆ 选择适合自己的假体：应该考虑到年龄因素，选择适合自己的假体材料和大小。一般来说，硅胶假体具有更长的使用寿命，但也需要定期检查。

◆ 建立健康档案：隆胸者应该建立自己的健康档案，记录下假体的品牌、型号、手术时间等信息，以便日后维护和管理。

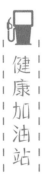

健康加油站

乳腺钼靶检查是目前最常用的乳腺肿瘤筛查方法之一，它可以帮助医生检测到早期乳腺肿瘤。但是，由于乳房假体的存在，乳腺钼靶检查会受到一定的影响，使得乳腺肿瘤有可能检测不到。

（王晓军　杜奉舟）

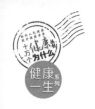

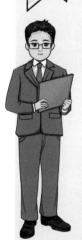

关键词

乳头内陷

22. 乳头内陷
有办法治疗吗

内陷的乳头影响着乳房的正常外形甚至正常哺乳，给许多女性带来了心理和生活上的痛苦体验。事实上，乳头内陷是可以治疗的。

专家说 **为什么会出现乳头内陷**

引起乳头内陷的原因大多数是由于先天性乳头发育不全，属于原发性乳头内陷，也有部分乳头内陷是由于乳腺炎症、乳腺肿瘤、乳腺外伤或者哺乳期乳腺胀大等情况引起，属于继发性乳头内陷。

如何自行判断乳头内陷的程度

◆ 观察：在镜子前面站立，放松手臂，观察乳头的状态。如果乳头没有内陷，那么它会突出并向前，如果乳头轻微内陷，它会向后弯曲，如果乳头明显内陷，它几乎没有突出。

◆ 试压：将示指和拇指放在乳晕上，将乳头轻轻向外提拉，然后用另一只手的拇指和示指捏住乳头，试图将其拉出来。如果乳头没有内陷，它会很容易地被拉出来，如果是轻微内陷，则可能需要一些努力才能将其拉出，如果是明显内陷，那么很难将其拉出。

出现乳头内陷怎么办

对于原发性乳头内陷，如果内陷程度较轻时，可以通过提拉、按摩、负压吸引等手法进行矫正。如果内陷程度较重时，可以考虑通过手术的方法进行矫正。手术方法包括保留乳头和不保留乳头两种方法。不保留乳头的方法多数用于年龄比较大或者是对乳房外形要求不高的患者。而保留乳头方法更有利于乳房有一个良好的外形，对于要求乳房的美观或者是年轻女性比较适合。

对于继发性乳头内陷，宜先处理原发病，随着原发病的治疗，乳头内陷一般都能缓解。

内陷程度自测法

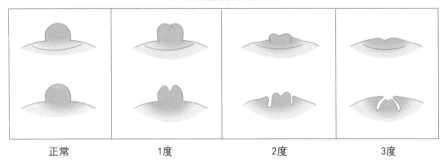

| 正常 | 1度 | 2度 | 3度 |

1度：部分乳头内陷，挤出后乳头大小与常人相似
2度：乳头完全凹陷于乳晕之中，可用手挤出乳头
3度：乳头完全埋在乳晕下方，无法用手挤出

（程　飚　李　萍）

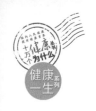

23. 乳房松弛下垂
可以矫正吗

随着年龄增长或者哺乳，许多女性出现了不同程度的乳房下垂，那么，乳房的下垂可以矫正吗？有哪些矫正方式呢？答案是：可以。可以针对患者情况，采用不同方式矫正乳房下垂。

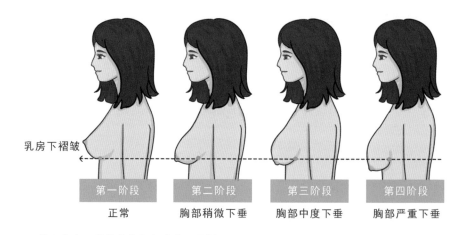

乳房下褶皱			
第一阶段	第二阶段	第三阶段	第四阶段
正常	胸部稍微下垂	胸部中度下垂	胸部严重下垂

常以乳头、乳晕的位置与乳房下褶皱的关系来确定乳房是否有下垂和下垂程度。

 专家说

乳房下垂矫正方式怎么选

◆ 对于乳房轻度下垂的患者，可通过植入假体塑造完美胸型的同时，有效提升下垂的乳房。也可以选择自体脂肪丰胸术矫正下垂乳房，使乳房变丰满。

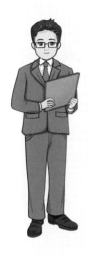

◆ 对乳房中、重度下垂的患者，若乳房偏小且松垂，可在隆乳的同时进行乳房悬吊手术上提乳房。

◆ 对于乳房过大下垂或比较严重乳房下垂的患者，必须经过特殊的乳房下垂矫正术进行矫正，可改善乳头、乳晕、乳房组织下垂以及皮肤多余等问题，但可能无法像前面两种情况那样做到切口隐蔽。

做矫正手术应该注意些什么

◆ 术前确保身体健康，无传染性疾病或其他身体炎症以及乳腺疾病。

◆ 术前两周内禁服含有阿司匹林等活血化瘀类成分的药物。

◆ 手术时间应避开月经期、妊娠期以及哺乳期。

◆ 术后当日需卧床休息，第二天可下地活动。

◆ 术后需要在医生的指导下口服或注射抗生素 2~3 天。

◆ 术后需要在规定的时间内穿弹力背心。

◆ 术后避免上肢上举运动，必要时在胸上部用绷带包扎。

◆ 为促进伤口尽快恢复，术后禁食辛辣刺激性食物，同时也要忌烟酒。

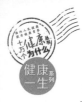

乳房悬吊术一般在局部麻醉下就可以进行，也可以采用静脉麻醉，通过手术矫正乳头乳晕的位置，将乳腺组织向上提紧，实现乳房上提。也可增加人工韧带，使乳房悬吊效果更持久。术后很少会出现乳晕和乳头的感觉障碍，即使有也通常是暂时的。术后的切口瘢痕缩小至乳晕周围，非常隐蔽。随着时间的推移，不仔细看是看不出来的。

（程　飚　李　萍）

24. **巨乳的危害**有哪些？
可以缩小吗

你是否有过买衣服、穿衣服、运动或日常活动时因为巨乳而感到不适？乳房的大小对于女性来说一直是个敏感话题。事实上，除了影响美观外，巨乳还会带来很多潜在的健康问题。但可根据个人情况和医生建议综合考虑选择适宜的乳房缩小方法。

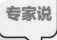 **专家说** 巨乳的危害

◆ 形貌不好看：随着体重的增加或年龄的增长，乳房会变得更加松弛，乳房的重量也会增加，尤其是

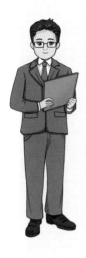

对于巨乳女性。另外，由于乳房的重量，皮肤容易受到牵拉，从而出现伸展纹和皮肤下垂的现象。巨乳还会影响衣服的选购和穿着。

◆ 负担过重：巨乳会对颈椎、背部和肩部造成极大的压力，导致疼痛、疲劳等不良反应。长期以来，这些不适可能会对身体造成永久性的损害。

◆ 容易糜烂：因为乳房下垂的位置容易积累汗水和湿气，这会使得乳房下皱襞等部位皮肤容易糜烂和感染。

◆ 影响身体发育：在青春期，巨乳会影响女孩乳房发育和脊柱的正常生长。而且，在女性的成年后期，巨乳可能会导致脊柱侧弯，对身体姿势和平衡产生负面影响，影响健康和美观。

可以缩小巨乳吗

巨乳女性可以通过整形手术去除乳房内的组织和脂肪，以减小其大小和重量，帮助巨乳女性减轻身体的负担和改善身体姿势与平衡，包括由此引起的心理健康问题。但需要注意的是，手术风险和术后恢复需要慎重考虑。

同时，也可以采取非手术的治疗方法，包括体重控制、穿戴合适的胸罩、按摩等。体重控制可以通过饮食和运动控制体重，减轻乳房的负担。穿戴合适的胸罩可以支撑乳房，减轻对乳房的拉扯。非手术方法虽然没有手术的风险，但是效果可能不如手术明显，需要长期坚持。

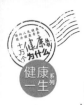

巨乳患者术后可能会面临一些心理问题，如焦虑、抑郁和自卑等，建议进行相应心理调适。如与专业人士交流，寻求身边的亲友、同事或社会团体支持，调整自我认知，树立积极的自我形象，学习深呼吸、瑜伽、冥想等适当的应对策略，保持积极心态。

（程 飚 李 萍）

吸脂 肥胖

25. **吸脂手术**安全吗

吸脂手术是目前整形外科领域发展较成熟的一个手术项目，适用于身体局部脂肪堆积的患者。然而，网上有许多关于吸脂手术相关意外的报道，让求美者产生了一些隐忧。实际上，在正规医院由有资质的医生进行手术，其安全性是有保证的。

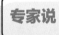

什么是吸脂手术

吸脂手术是通过皮肤小切口将吸脂管插入皮下脂肪层，利用负压吸引作用，将人体多余的脂肪组织抽取出来，主要是在皮下脂肪深层及浅层进行脂肪抽吸，以达到塑形等目的的手术。吸脂手术主要针对的是一些难以通过饮食、运动等方式减重的部位，比如腹部、大腿、臀部、背部等。

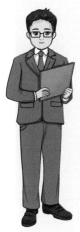

吸脂手术有哪些风险

吸脂手术也存在风险，需要患者和医生都高度重视。

◆ 麻醉风险：吸脂手术需要进行全身麻醉或局部麻醉，而麻醉本身是有一定的危险性的。患者在手术前需要进行全面的身体检查，确定是否适合麻醉、适合哪种麻醉。

◆ 术后生命体征异常：吸脂手术结束后，患者需要在医院观察一段时间，以确保生命体征的稳定。术后的疼痛、恶心、呕吐、低血压等情况需要得到及时的处理。尤其是吸脂手术后的 24 小时内，患者需要密切监测以确保安全。

◆ 脂肪抽吸导致的软组织损伤：脂肪抽吸是一种手术操作，需要在皮肤下抽取脂肪。这个过程中，有可能会损伤周围的组织和血管，导致术后出血和感染等并发症。

做好吸脂手术后的康复护理

◆ 睡姿：为了减少不适，建议仰卧，而不是趴着或侧卧睡觉。

◆ 穿合适的压力衣：根据医生的建议选择适合自己的压力衣可以帮助减轻肿胀和疼痛，并加快恢复时间。术后穿压力衣3~6 个月。

◆ 饮食：建议多饮水和吃易消化的食物，避免油腻和辛辣食物。

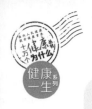

◆ 避免剧烈活动：在术后的几天内，避免剧烈的体力活动和运动，包括跑步、举重、高强度训练等。建议进行一些轻度的运动，如散步，以防深静脉血栓形成或者脂肪栓塞。

◆ 定期复诊：术后按照医生的建议定期复诊非常重要，以确保术后恢复正常。

（程　飚　周建大）

26. 吸脂能**减肥**吗

很多人为了减肥而选择了吸脂手术，那么问题来了，吸脂去掉了那么多人体的脂肪，可以减肥吗？虽然吸脂能减轻一些体重，可局部减肥，但更偏重塑形，并不能明显达到期望的减轻体重的目标，对全身性脂肪堆积的改善效果不佳。

脂肪与减肥

脂肪细胞是人体组织的重要组成部分，没有脂肪人体各体表器官之间就不会产生平滑的过渡，形成美丽的曲线。因此，脂肪细胞是体现人体形态美的重要物质。但是，如果机体的营养过剩，也可引起脂肪细胞过度增长，从而造成肥胖。

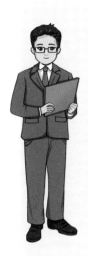

目前所有的非手术疗法，如节食运动，理疗等，只是减少脂肪细胞体积，而非减少脂肪细胞数目，一旦停止上述方法，体内的脂肪细胞就会很容易恢复到原来状态，甚至会进一步发展。吸脂手术以减少皮下脂肪细胞的数量为目标，可以一定程度上减轻体重，如腹壁的吸脂手术，也有一部分吸脂手术，如面部吸脂手术对减重的作用不大，更偏重塑形。

做吸脂医院选择有要求

脂肪抽吸术吸脂量越大，创伤越大，手术风险则越大。根据《医疗美容项目分级管理目录》规定，根据吸脂量的不同，划分为不同等级的美容外科项目，且对应不同等级的医疗机构。

◆ 一级项目：吸脂量小于 1 000 毫升，可在设有医疗美容科或整形外科的一级医院和门诊部、医疗美容诊所开展。

◆ 二级项目：1 000 毫升≤吸脂量 <2 000 毫升，可在设有医疗美容科或整形外科的二级综合医院、设有麻醉科的医疗美容门诊部开展。

◆ 三级项目：2 000 毫升≤吸脂量 <5 000 毫升，可在美容医院、设有医疗美容科或整形外科的三级医院开展。

（程　飚　周建大）

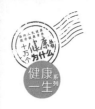

27. 吸脂后会**反弹**吗

吸脂手术后，我的脂肪被抽走了，就不需要再担心发胖了呀？事实上，吸脂手术不是一劳永逸的，要避免反弹，除了要避免暴饮暴食，还应该坚持运动健身。

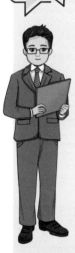

专家说 吸脂是在减少脂肪细胞的数量

举例说明，患者原先有 100 个脂肪细胞，吸脂的方式是通过负压吸引的方式，把其中 40~50 个脂肪细胞从患者身体中拿走，这样的话患者身体内可能还剩 50 个左右的脂肪细胞。术后患者体重可能再次增加，但也是这些残留脂肪细胞逐渐地变胖。也就是说，吸脂后的反弹是脂肪细胞体积的增长，而脂肪细胞的数量并不会反弹。所以，吸脂后反弹或再长胖通常不会比原来更明显。

吸脂后控制好饮食并不容易出现反弹

如果在术后不出现暴饮暴食的情况，再加上一些运动，就可以很好地保持吸脂的效果。因为有两个原因，第一是我们之前提到的，脂肪细胞的数量已经减少了；第二是在吸脂的区域它会形成皮下的一些瘢痕粘连，这些瘢痕粘连也会限制出现脂肪的反弹。

另外，吸脂手术以后，医生也会嘱咐患者穿上弹力衣，让吸脂部位尽量变得平整，以免出现反弹机会。

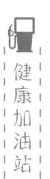

脂肪细胞是一种贮存能量的细胞，在人体中广泛分布。最近的研究表明，脂肪细胞具有记忆功能，可以通过储存脂肪、释放脂肪和分泌激素等多种途径来记住体内的能量状态，并适应不同的环境和生理状态。

（程　飚　周建大）

28. 脂肪移植术后脂肪会游走**移位**吗

"脂肪打到我体内后，它会到处跑吗？"这种疑惑常困扰着脂肪移植术后的患者。在正确的操作下，无须太过担心脂肪游走移位的问题。

医生是如何避免脂肪移位的

注射的每一个脂肪移植单位相互之间没有关联，直觉上来讲，确实有可能会移位。但是医生在做脂肪移植时，会采取多点、多层次注射，也就是说我们每注射一个单位体积的脂肪，互相之间要有纤维结缔组

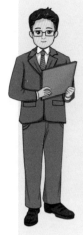

织作间隔，即根据本身的组织形态对脂肪细胞的位置进行固定，避免移位。

但是很多求美者，在脂肪移植之后的早期，过早对局部进行按摩，可能使还没有成活的脂肪细胞发生坏死，或者出现移位。这是由于每一个脂肪移植单位之间还会有一定的小间隙，如果不当的外力操作，会有适当的移位，这种移位也是在可控的一定范围内，主要表现为移植之后局部的凹凸不平，而且相应的还会出现某些圆润的位置变得过于扁平的情况。

对于容易移位的区域需要进行固定

大多数的位置是不需要固定的，不会移位，只要没有过度的局部挤压，是不会移位的。但容易移位的位置、区域，比如苹果肌位置，我们常常采用的方式是用肉色的弹力胶布对眶下区做一个暂时固定，可以有效防止局部的脂肪移位和局部肿胀。

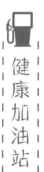

脂肪移植后一般不是百分之百成活，有研究显示，脂肪移植到面部，成活率在 30% 左右；移植到胸部，成活率一般是 30%~40%；脂肪移植到会阴，比如说大阴唇或是阴茎，脂肪的成活率一般在 40%~50%。

（程　飚　周建大）

29. 吸脂术、减重手术后
皮肤松弛怎么办

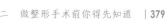
关键词

你是否因为肥胖而苦恼，想通过吸脂术或减重手术来改善体型，却又担心术后皮肤松弛？那么，吸脂术、减重手术后皮肤真的会松弛吗？可以通过切除来解决吗？由于体型的骤然变化，手术后皮肤确实可能出现松弛，可以手术解决，但可能产生创面、遗留瘢痕。

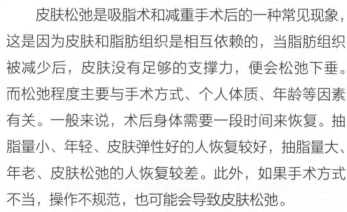

为什么会出现皮肤松弛

皮肤松弛是吸脂术和减重手术后的一种常见现象，这是因为皮肤和脂肪组织是相互依赖的，当脂肪组织被减少后，皮肤没有足够的支撑力，便会松弛下垂。而松弛程度主要与手术方式、个人体质、年龄等因素有关。一般来说，术后身体需要一段时间来恢复。抽脂量小、年轻、皮肤弹性好的人恢复较好，抽脂量大、年老、皮肤松弛的人恢复较差。此外，如果手术方式不当，操作不规范，也可能会导致皮肤松弛。

如何改善皮肤松弛

对于皮肤松弛的问题，手术切除是一种解决方法。手术切除通常适用于已经减重较多的人，其目的是切除多余的皮肤，使之更加紧致。手术切除的效果通常比较显著，但手术并非适合所有人，且手术的风险高，

关键词 皮肤松弛 吸脂 减重

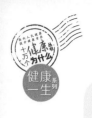

恢复时间长，需要慎重考虑。

除了手术切除外，还有其他一些方法可以改善皮肤松弛的问题，例如运动、按摩和使用紧肤霜等。运动可以帮助加强肌肉和提高皮肤弹性，按摩可以促进皮肤的血液循环和新陈代谢，而使用紧肤霜则可以增强皮肤的弹性和紧致度。

如何预防皮肤松弛

◆ 慢慢减重：快速减重可能会导致皮肤松弛，最好慢慢来。

◆ 运动：锻炼身体有助于紧致肌肉和皮肤。结合有氧和力量训练，可以帮助你减少脂肪和增加肌肉质量。

◆ 均衡饮食：均衡饮食可以帮助你保持健康的体重，避免快速减重。此外，摄入足够的蛋白质和维生素 C 可以促进皮肤的弹性和紧致度。

（李青峰　周建大）

30. **私密整形**手术影响以后的性生活吗

随着人们对于个人生活品质要求的提升，形象的美化已经不仅局限于外表，不少人开始寻求私密部位的美化，以提高幸福感。但又担

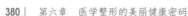

心这种手术会不会影响以后的性生活？私密整形手术的远期目标是改善外观、提高性生活指标，但短期内随手术方式的不同对性生活有一定的影响。

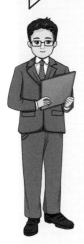

什么是私密整形手术

私密整形手术通常是指改善外生殖器外观与个体舒适性的手术治疗。男性私密整形手术主要包括阴茎整形手术，是调整阴茎长度、粗细；阴囊整形手术，是改善阴囊松弛、下垂。女性私密整形手术主要包括阴道紧缩术，是恢复产后松弛的阴道，提高性生活的满意度；阴唇整形手术，是改善阴唇的外观。

手术相关注意事项

◆ 术前：需要进行全面的身体检查，由医生评估患者的手术适宜性，了解手术的相关风险和注意事项，遵循自愿、不伤害、有利及公正的伦理学标准，并做好充分的心理准备。

◆ 术后：需要注意休息，避免剧烈运动和劳累，同时要注意个人卫生和饮食，避免感染和出血等并发症。术后短期内会影响性生活，一般至少2个月才可以同房。如果在没有完全恢复的情况下发生性行为，伤口很可能会因性行为的影响而破裂或感染。同时，还可能会影响伤口的恢复，造成伤口的瘢痕，这将严重影响未来的性生活质量，而且在伤口完全恢复之前性生活很容易引起明显的疼痛，也不会获得良好的性体验。

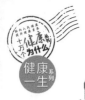

关键词

面部年轻化 衰老

健康加油站

影响性生活的因素

◆ 生理因素：包括性器官的健康和性激素水平。对于女性来说，激素水平的变化可以导致月经周期的不稳定和性欲的波动。性器官健康的问题，如阴道干燥、疼痛或性交后出血等可能影响性生活的质量。对于男性来说，勃起功能障碍或射精问题也可能导致性生活的问题。

◆ 心理因素：例如情绪问题、压力和焦虑可能会减少性欲或导致性障碍。

◆ 环境因素：个人的生活环境，例如过度噪声、缺乏私密性、不舒适的温度或灯光条件，可能影响性生活的品质。

（李青峰　李　萍）

31. 面部年轻化是什么

年龄增长是每个人都无法避免的现实，面部老化也是其中不可忽视的问题。但是，随着科技的进步，已经开始有相关医疗机构提供面部年轻化的治疗方案，那什么是面部年轻化呢？面部年轻化是指通过不同的技术手段，改善面部的皮肤质量、肌肉紧致度、面部轮廓和体积等因素，达到使面部看起来更年轻、更健康的目的。

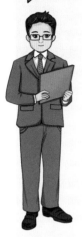

面部年轻化的方式

◆ **非手术面部年轻化：**通常包括注射、光电治疗等。注射类方法主要包括肉毒毒素、填充剂和生长因子等，可以减少面部皱纹和细纹，填补面部皮下组织的缺陷，促进皮肤细胞的再生和修复。光电类方法主要包括射频类光电、皮秒激光和光子嫩肤等，可以促进胶原蛋白和弹性纤维的再生，增加皮肤弹性和紧致度，减少皱纹和色斑的出现。

◆ **手术面部年轻化：**主要包括面部吸脂、面部拉皮和面部填充等，可以通过切除多余的皮肤组织或注入填充物，改善面部轮廓和体积，达到年轻化的效果。

面部年轻化的风险

面部年轻化是根据求美者的自身情况，综合选择运用适合的技术手段，因此前面所提到的各种技术手段的风险在面部年轻化中也都有可能出现。例如，可能会感染，出现出血、瘢痕和其他并发症等。

（李青峰　周建大）

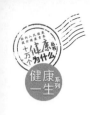

32. **眼袋手术**有
年龄要求吗

关键词

眼袋　面部年轻化

生活中不少人年纪轻轻，就有了明显的眼袋，使面部显得衰老而憔悴，对容貌美观和精神面貌产生明显的影响。想做眼袋手术，但又不知道眼袋手术对年龄有要求吗？对于由于眼袋造成容貌困扰的人，只要是年满 18 岁，在正规医院经专业医生诊断后，都是可以接受手术的。

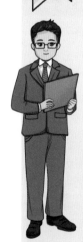

专家说

眼袋产生和形成因素

眼袋通常是由于下眼睑皮肤、肌肉、眶隔筋膜等眼周组织发生松弛支撑力减弱，从而导致眶隔内脂肪膨出形成袋状眼睑畸形，多见于下睑。导致的眼袋形成的因素主要包括如下方面。

遗传因素：为先天性眼袋区域脂肪膨出、眼轮匝肌松弛，甚至有眼眶结构、眶隔结构的异常等先天因素。

年龄因素：随着年龄的增长，皮肤松弛、眶隔松弛、眶隔脂肪膨出，甚至伴有眼轮匝肌弹性减弱、眼轮匝肌松弛等因素。年龄性因素所致的松弛性畸形常在 25~30 岁以后出现。

外伤的因素：导致下眼睑皮肤松弛，韧带有挫裂伤，眶隔有外伤、脂肪膨出。

手术治疗方式的选择

眼袋一旦形成，目前最有效的解决办法就是手术治疗。手术原理是祛除多余皮肤、脂肪，收紧松弛的肌肉和皮肤。常见的眼袋整形手术可分为两种，适用于不同类型的眼袋。

睑结膜入路法（内切）：适用于年轻的眼袋患者，一般皮肤松弛不明显且皮肤弹性较好，只是下睑眶隔内脂肪有轻微膨出。采用结膜切口，无皮肤瘢痕、创伤小、恢复快、并发症少。

皮肤入路法（外切）：适用于合并眼睑皮肤和眼轮匝肌松弛的患者，可以同时切除多余的皮肤，加强眶隔筋膜和提紧眼轮匝肌，使皮肤变得紧致，面中部年轻化。

内路祛眼袋过程

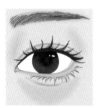

1. 术前

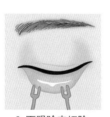

2. 下眼睑内切除多余脂肪

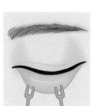

3. 缝合微创部位

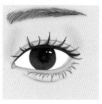

4. 术后

外路祛眼袋过程

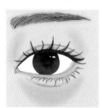

1. 术前

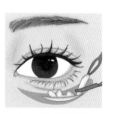

2. 去除少量脂肪

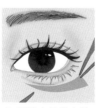

3. 切除少量的皮肤

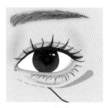

4. 术后

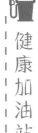

健康加油站

眼袋手术效果维持时间依个体差异而定，同时也受到营养情况以及生活方式的影响，一般能维持5~10年。年轻人皮肤紧致者相对较长，据临床观察，手术后眼袋平整状态一般能维持 10~20 年，甚至可能维持终身。

（李青峰　周建大）

33. 如何区别**眼袋**和**卧蚕**

卧蚕和眼袋，是在眼部美容中经常被提及的两种眼部状况。拥有卧蚕常能使人眼部更有魅力，而出现眼袋则让人苦恼不已。但生活中确实有不少人，傻傻分不清楚卧蚕和眼袋。两者有着不同的成因，通过位置和形态也很容易从外观上加以区分。

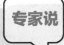 **什么是眼袋？什么是卧蚕**

眼袋通常是由于下眼睑皮肤、肌肉、眶隔筋膜等眼周组织发生松弛支撑力减弱，从而导致眶隔内脂肪突出形成袋状眼睑畸形。卧蚕现在认为是因为局部眼轮匝肌收缩引起，位于下睑睫毛下方 4~7 毫米的长条状隆起，类似于一条蚕宝宝的样子，所以叫作卧蚕。

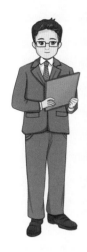

眼袋和卧蚕有什么区别

两者的位置和形态不同，出现问题的治疗方法也不同。

◆ 位置不同：一般来说，眼袋位于眼睑下 3cm 内的区域，而卧蚕通常位于睫毛根部 4~7 毫米的范围。正常情况下，眼袋是由脂肪组成的，会一直存在，但卧蚕通常在笑的时候会比较明显。

◆ 形态不同：一般来说，眼袋凸起看起来像半球，下眼睑眼袋可分为三组，一组在中间，一组位于内侧，一组处于外侧。而卧蚕形似长条，通常情况下不分为内中外三组，而且相对较紧密。

◆ 治疗方法不同：眼袋一般需通过手术的方法祛除。而卧蚕主要是肌肉组织，如果特别大影响美观，可通过注射肉毒毒素减轻。

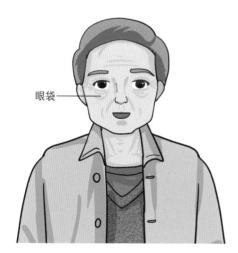

眼袋

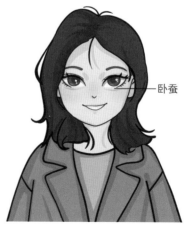

卧蚕

（李青峰　周建大）

34. **隆鼻**和**鼻部整形**有何 区别

大部分东方人的鼻子往往相对低平，拥有一个高挺的鼻子是很多人的愿望，因此隆鼻手术一直是美容整形中的热门项目。近些年，除了常规的隆鼻手术外，不少医疗机构也在开展鼻部整形，两者间有什么区别吗？不同于隆鼻仅改变鼻梁部位，鼻部整形还涉及鼻翼、鼻尖、鼻头、鼻孔、鼻基底各方面，即关于鼻周整个形态的整形，须根据患者自身情况制订具体方案。

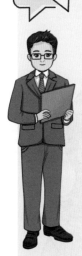

专家说

隆鼻和鼻部整形主要的适应人群

隆鼻手术是适合于鼻部轻微缺陷的求美者，只需要考虑对鼻部的美化。鼻整形属于综合手术，适合于鼻部缺陷比较多的求美者，还包括鼻头整形、鼻翼缩小、鼻孔缩小、短鼻延长、鼻基底增高、鼻小柱延长等，需要考虑整个面部的美学。

东方人鼻子美学标准

◆ 鼻子的长度应该保持在合适的范围之内，应该为面部长度的 1/3 左右，这样符合"三庭五眼"的比例关系。

◆ 鼻梁与面部平面的交角处，理想的度数应该为30~33 度。

◆ 鼻小柱与上唇间的交角处，理想的度数应该为90~100度。

◆ 鼻尖上下小叶之间的夹角应该为85~95度。

◆ 鼻背与眉间所形成的角度应该在130~140度。

（李青峰　周建大）

35. **隆鼻假体**那么多怎么选择

终于鼓起勇气决定要做隆鼻手术，可是一看那么多的假体种类，不少人的选择焦虑症就犯了，怎么办呢？隆鼻手术一定要选择正规的医疗机构和具有相关资质与经验的医生，在与医生充分交流、沟通后，可以听从医生的建议进行选择。

专家说

隆鼻假体的品种

隆鼻假体主要分为两类：一是自体材料，包括自体的脂肪、自体的真皮、自体的肋软骨、自体的耳软骨等；二是合成材料，包括硅胶材料、膨体材料、超

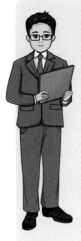

体材料、玻尿酸注射材料等。目前比较常用的隆鼻假体材料是硅胶假体和膨体假体。

硅胶假体和膨体假体的优缺点

硅胶假体：主要的成分是二氧化硅，优点在于价格相对比较便宜，可塑性强，应用广泛，术后取出相对容易。缺点则是具有透光性、易滑动、质感相对较硬，术后可能会有假体晃动、下坠、歪斜甚至撑破皮肤、外露的风险。

膨体假体：全名膨体聚四氟乙烯，是一种惰性的膨体聚合物，具有超微的多孔结构。优点在于生物相容性好，鼻部细小组织可在膨体微孔结构中生长，结合紧密，假体位置稳固等。缺点则是容易吸附细菌，出现细菌感染，术后取出难度比较大。

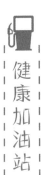

近年来超体假体逐渐进入人们的视野。超体本质上是一种特殊的或者说改良的硅胶假体。在硅胶上增加了蒙孔一样的结构，缓解了硅胶类产品在鼻背部植入之后出现透光的情况。由于超体隆鼻的应用时间尚短，所以不良反应和后期可能存在的后遗症还在观测当中。

（李青峰　周建大）

36. 隆鼻术后**鼻子歪了**
怎么办

隆鼻术后，不少人生了"疑心病"，总感觉自己鼻子歪了，怎么办呢？首先要科学判断鼻子是否真的歪斜，若确有问题，及时寻求正规医院和专业医生的帮助，都是有相应补救措施的。

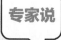

怎样判断鼻子是否歪斜

观察：综合自身的眉毛、眼睛、口周、人中、下巴外观，判断眉间中点和人中及下巴中点是不是在中轴线，有没有本身就存在偏斜，看鼻根、鼻尖是否在一条线上，可仰头，让别人看鼻尖、小柱、上唇是否在一条线上。然后看山根到两侧内眦距离是否是相等的。

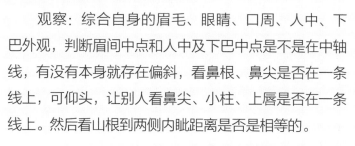

触摸：用双手放在假体边缘，顺着假体向下滑，判断假体是否在一条垂直线上，检查鼻骨的对称性，并且检查肿胀的情况。

造成歪斜的常见原因有哪些呢

◆ 术后恢复期鼻背两侧肿胀不一样，视觉上会感觉鼻梁偏向一侧。

◆ 自身鼻骨的不对称，导致鼻梁两侧的坡度不一样。

◆ 自身面部及五官的偏斜视觉上导致看着鼻部偏斜。

◆ 假体的偏斜有两种可能，一种是假体的移位导致偏斜，

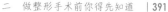

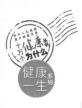

一种是鼻骨就是偏斜的。

◆ 鼻背放置自体肋软骨，软骨发生弯曲、变形，导致鼻梁偏斜。

◆ 隆鼻术后鼻部受力不均衡导致歪斜，如配戴歪脚眼镜。

有什么补救措施

假体隆鼻后，如果鼻子只是轻微的歪斜，医生会简单地矫正，一般是用手挤压假体，然后再用纱布固定鼻型，过一段时间，鼻头会逐渐回正。

如果矫正不了的，则需要使用缝合的手段矫正假体。如果已经术后很长时间，鼻子歪斜比较严重时，就需要重新做假体隆鼻来纠正了。

（李青峰　周建大）

37. 先天性小耳畸形什么时候做手术合适

当我们看到一位身着精美礼服的女性时，第一时间会注意到她的装扮、妆容和耳环。但是如果这位女性有先天性小耳畸形，将会影响她的整体外观和自信心。那么，对于这样的病症，什么时候做手术是最合适的呢？答案是：6~10岁手术最佳，但也应视具体情况而定。

关键词

先天性小耳畸形　耳廓再造

专家说

什么是先天性小耳畸形

先天性小耳畸形是指出生时或胚胎期发生的耳部结构异常，导致耳朵的形态、位置或大小与正常耳朵有所不同。这种畸形可能涉及耳廓、外耳道、中耳和内耳等部位，严重程度因个体差异而异。有些人的小耳畸形较轻微，仅对外貌造成影响，而有些人的畸形则可能对听力和语言发展产生负面影响。

如何确定治疗时间

先天性小耳畸形的主要治疗方式是手术，即进行耳廓再造。而耳廓再造的手术时间原则上建议在患儿6周岁以后进行，同时还要满足身高在120cm以上或者剑突下水平胸围大于55cm的条件。也可以通过计算机断层扫描（CT）检查肋软骨发育情况来作为评估依据，另外健康的耳朵耳廓大小也是参考的指标之一。如果患儿的面部严重不对称，那么耳廓再造手术的年龄需要适当延迟。

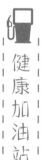

健康加油站

按照畸形程度，临床上常用的分型为三型：Ⅰ度，耳廓的大小、形态发生变化，但耳廓重要的表面标志结构存在，外耳道狭窄，严重时外耳道出现闭锁；Ⅱ度，最为典型，只存在呈垂直方位的耳轮，呈腊肠状，外耳道闭锁；Ⅲ度，只存留皮肤、软骨构成的团块，严重者出现无耳。

（李青峰　周建大）

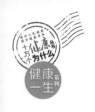

38. **瘢痕性秃发**的人
可以植发吗

　　头发对于人们的外观和自信心都有着重要的影响，而瘢痕性秃发却是许多人头疼的问题之一。那么，瘢痕性秃发可以植发吗？答案是可以植发，但需要视具体情况而定，且成活率相对较低，可能需要多次手术。

什么是瘢痕性秃发

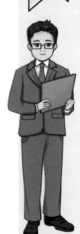

　　瘢痕性秃发是指由于创伤、手术、疾病或烧伤等原因导致的局部头皮组织瘢痕性改变，进而影响毛囊生长和头发再生，导致局部永久性脱发的一种疾病。它是一种比较罕见的脱发类型，发生率不如普通的雄激素性脱发高，具体的发生率会受到多种因素的影响，例如年龄、性别、遗传等。

瘢痕性秃发怎么治疗

　　非手术治疗：有激光治疗、药物治疗等。其中，激光治疗是通过激光照射来促进头发的生长和再生，但是这种方法的效果并不显著。药物治疗主要是应用米诺地尔、孟鲁司特、育发素等药物来刺激头发生长，但是这些药物的效果因人而异，而且长期使用可能会出现不良反应。

手术治疗：即植发。对于瘢痕性秃发的治疗，目前主要的方法是外科手术，植发是其中一种治疗手段。但需要注意的是，不是所有的瘢痕性秃发都适合植发，需要根据不同情况进行综合评估。

哪些人适合植发

◆ 瘢痕面积较小：如果瘢痕范围较小，或形态不规则而没有大面积瘢痕，可以考虑进行植发。通常植发前需要进行瘢痕修复术，使得头皮组织状态尽可能接近正常。

◆ 瘢痕形态稳定：如果瘢痕的形态相对稳定，即不会进一步扩大，对于局部头皮组织影响较小，也适合进行植发手术。

◆ 无炎症反应：瘢痕周围没有明显的炎症反应，也是植发的一个重要考虑因素。否则，植发手术可能会加重炎症反应，影响术后效果。

（李青峰　周建大）

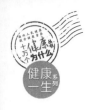

十万健康丛个为什么书

人物关系介绍

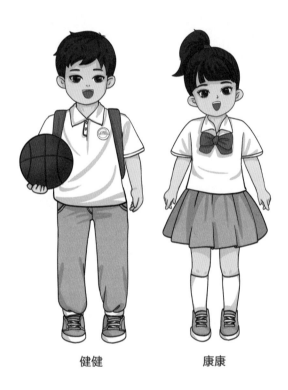

健健　　　　　康康

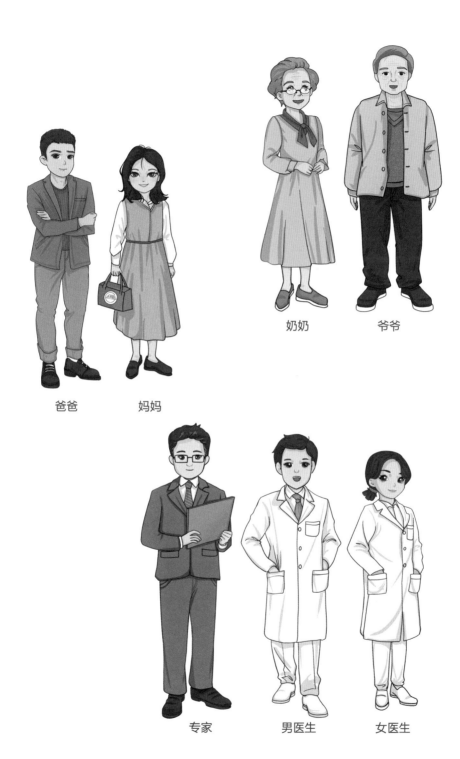

爸爸　　　　妈妈

奶奶　　　　爷爷

专家　　　　男医生　　　女医生

图书在版编目（CIP）数据

美丽的健康密码 / 陈翔主编 . —北京：人民卫生
出版社，2023.8

（十万个健康为什么丛书）

ISBN 978-7-117-35092-1

Ⅰ.①美… Ⅱ.①陈… Ⅲ.①保健–普及读物 Ⅳ.
①R161-49

中国国家版本馆 CIP 数据核字（2023）第 138224 号

| 人卫智网 | www.ipmph.com | 医学教育、学术、考试、健康，购书智慧智能综合服务平台 |
| 人卫官网 | www.pmph.com | 人卫官方资讯发布平台 |

十万个健康为什么丛书

美丽的健康密码

Shi Wan Ge Jiankang Weishenme Congshu

Meili de Jiankang Mima

主　　编：陈　翔
出版发行：人民卫生出版社（中继线 010-59780011）
地　　址：北京市朝阳区潘家园南里 19 号
邮　　编：100021
E - mail：pmph @ pmph.com
购书热线：010-59787592　010-59787584　010-65264830
印　　刷：北京盛通印刷股份有限公司
经　　销：新华书店
开　　本：710 × 1000　1/16　印张：27
字　　数：350 千字
版　　次：2023 年 8 月第 1 版
印　　次：2023 年 9 月第 1 次印刷
标准书号：ISBN 978-7-117-35092-1
定　　价：70.00 元
打击盗版举报电话：010-59787491　E-mail：WQ @ pmph.com
质量问题联系电话：010-59787234　E-mail：zhiliang @ pmph.com
数字融合服务电话：4001118166　E-mail：zengzhi @ pmph.com